Alopecia Areata
A Clinician's Guide

斑秃
临床医师手册

原著 [美] Pooya Khan Mohammad Beigi
主审 王侠生
主译 盛友渔

中国科学技术出版社
·北 京·

图书在版编目（CIP）数据

斑秃：临床医师手册 /（美）普亚汗・穆罕默德・贝吉原著；盛友渔主译 . — 北京：中国科学技术出版社，2021.10

书名原文：Alopecia Areata：A Clinician's Guide

ISBN 978-7-5046-9081-4

Ⅰ. ①斑… Ⅱ. ①普… ②盛… Ⅲ. ①秃病—诊疗 Ⅳ. ① R758.71

中国版本图书馆 CIP 数据核字 (2021) 第 118099 号

著作权合同登记号：01-2021-2859

First published in English under the title

Alopecia Areata: A Clinician's Guide

edited by Pooya Khan Mohammad Beigi

策划编辑 靳　婷　费秀云

责任编辑 方金林

装帧设计 佳木水轩

责任印制 李晓霖

出　　版 中国科学技术出版社

发　　行 中国科学技术出版社有限公司发行部

地　　址 北京市海淀区中关村南大街 16 号

邮　　编 100081

发行电话 010-62173865

传　　真 010-62179148

网　　址 http：//www.cspbooks.com.cn

开　　本 710mm × 1000mm　1/16

字　　数 163 千字

印　　张 12

版　　次 2021 年 10 月第 1 版

印　　次 2021 年 10 月第 1 次印刷

印　　刷 天津翔远印刷有限公司

书　　号 ISBN 978-7-5046-9081-4 / R・2737

定　　价 128.00 元

（凡购买本社图书，如有缺页、倒页、脱页者，本社发行部负责调换）

译者名单

主审　王侠生

主译　盛友渔

译者　（以姓氏笔画为序）

叶艳婷　中山大学附属第一医院

齐思思　复旦大学附属华山医院

张付贺　上海市奉贤区中心医院

范　晴　上海市奉贤区中心医院

周　静　上海市皮肤病医院

周丽娟　复旦大学附属华山医院

赵　俊　复旦大学附属华山医院

赵　颖　复旦大学附属华山医院

胡瑞铭　复旦大学附属华山医院

盛友渔　复旦大学附属华山医院

韩毓梅　复旦大学附属中山医院

缪　盈　复旦大学附属华山医院

潘　搏　海军军医大学附属长征医院

内容提要

本书引进自国际知名的 Springer 出版社，是一部关于脱发诊疗的实用手册。全书共八篇 18 章，对常见毛发疾病的诊断、治疗和护理等内容做了精辟论述，涵盖了脱发的基本知识和最新进展，还特别设置了病例展示章节，对相关病例进行了详细介绍，以便读者在临床工作中借鉴。本书内容丰富，图文并茂，非常适合皮肤科住院医生和研究生阅读参考。

主审与主译简介

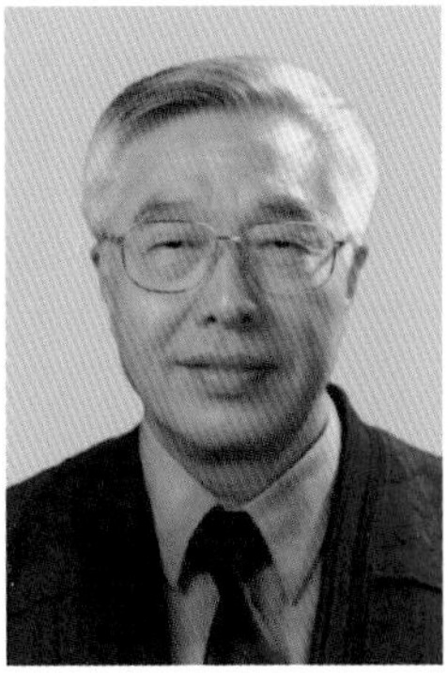

王侠生　教授。1957 年毕业于原上海第一医学院医疗系皮肤性病学专业，1981—1984 年于美国辛辛那提大学医学中心研修职业性及环境性皮肤病及皮肤毒理学。曾任上海医科大学皮肤病学教研室主任，华山医院皮肤科主任，上海医科大学皮肤病学研究所所长。兼任亚洲皮肤科学会理事，中华医学会皮肤科学会委员，中华医学会上海皮肤科学会主任委员，上海市麻风防治协会理事，上海市职业病诊断鉴定委员会委员，上海市静安区医药学会副理事长，《中华皮肤科杂志》副主编，《临床皮肤科杂志》《中国皮肤性病学杂志》《医学理论与实践》《临床医学美容学杂志》《上海医学》《上海预防医学》等期刊编委。从事皮肤科临床、教学及研究工作已 60 余年，主要研究领域是职业性及环境性皮肤病、接触性致敏及药物变态反应等。在临床上，对皮肤科各种疑难杂症的诊治有丰富的经验。“稻农皮炎调查和防治研究”“戏剧油彩皮炎研究”“桑毛虫皮炎的流行病学调查及实验性研究”“核黄素缺乏病的研究”等课题研究曾获部、市级科技奖。1991 年被评为校优秀教育工作者，1992 年起享受国务院颁发的政府特殊津贴。主编皮肤科教材、专业参考书及工具书共 17 部，包括《皮肤病学》《职业性及环境性皮肤病》《实用皮肤病诊疗手册》《皮肤科手册》《皮肤科用药及其药理》《临床袖珍手册（皮肤科）》《皮肤科护理学》《现代皮肤病学》等。其中，高等医药院教材《皮肤病学》以其富有教学改革的创新精神获校级优秀教材二等奖，高级参考书《现代皮肤病学》为国内现有的同类专著中内容最丰富的一部，《职业性及环境性皮肤病》系我国

近40年来论述这一学科领域的第一部专著,《皮肤科手册》系目前国内同类书中发行量最大、最畅销的工具书之一。参编著作36部，包括《医学百科全书》《实用内科学》《临床职业病学》《环境病理学》及《辞海》等。在国内外刊物上发表论文120余篇。

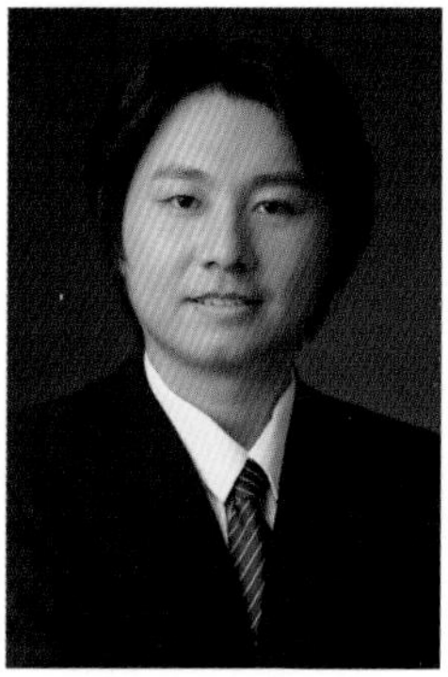

盛友渔　复旦大学医学博士。复旦大学附属华山医院皮肤科主治医师。上海医学会皮肤性病学会毛发学组、上海市中医药学会皮肤病分会毛发学组、中国非公医疗皮肤专委会毛发医学与头皮健康管理学组、中国抗衰老医学美容协会头皮与毛发学组成员,《中国美容医学》期刊编委。主要研究方向为重症斑秃、中重度女性型脱发、男性雄激素性秃发等毛发疾病的发病机制和临床治疗。

译者前言

毛发是哺乳动物的重要特征之一。随着人类的进化，毛发（主要指头发）在人类社会生活中逐渐成为健康和美容的外在表征。头发状况显著影响个体的容貌、心理和日常生活，柔顺健康的头发和优美的发型常常给人们在社交活动中带来优势。

毛发疾病和头发 / 头皮的损伤是影响头发健康生长的最常见因素，临床医生需要合理规范地使用有针对性的药物、微针、光疗及医学产品进行综合治疗和个体化护理。毛发（毛囊）虽然是微小的皮肤附属器，但其受到的调控十分复杂，涉及基因、内分泌、免疫、代谢等各方面。因此，毛发疾病不仅种类多，而且难治疗。临床最常见的毛发疾病包括雄激素性秃发、女性型脱发、斑秃和休止期脱发，对这些疾病的早期诊断和干预往往比治疗更重要。

令人尴尬的现状是，虽然“脱发”已成为全民热点话题，但是大部分来院求诊的脱发患者已进展为中重度。大量非正规的、伪科学的、伪中 / 西医的宣传、广告、套路充斥于各种线上线下平台，患者或消费者难辨真假，浪费了巨大的财力、精力，延误了正规治疗，严重者还会发生不可逆转的不良反应。

几乎每位脱发患者都会询问头发和头皮疾病治疗与护理相关的问题，临床医生在繁重的门诊工作中可能没有宽裕的时间当面详细阐明。因此，越来越多的正规医疗机构和医生开始参与毛发疾病的科普宣教活动，旨在提高民众的科学认知，帮助民众及时全面地获取正规知识，进而接受规范治疗。

本书英文版是 Springer 出版社出版的皮肤科临床医师手册系列图书之一。相较于大型皮肤科专著，本书内容精练实用，是一部非常适合皮肤科临床医生的参考工具书，既可作为皮肤科住院医生和研究生学习的教材，又可作为向毛发疾病患者科普宣教的材料。

本书的译者均为皮肤科毛发疾病亚专业领域的中青年专家，致力于脱发专病门诊临床工作，现将此书翻译为中文版奉献给广大读者，希望帮助读者了解和掌握毛发疾病诊治护理的知识。衷心感谢各位同道在本书翻译过程中的辛勤付出，同时非常荣幸能够邀请到王侠生教授担任本书主审，衷心感谢王侠生教授的悉心指导和支持。

原著主编 Pooya Khan Mohammad Beigi 教授一直在美国和加拿大执业行医，因此原著中有部分内容或细节可能与国内临床实践存在差异，望各位读者自行分辨。由于中外术语差异及语言表达习惯有所差别，中文翻译版中可能存在一些偏颇之处，敬请各位同道和广大读者批评指正。

复旦大学附属华山医院

原书前言

脱发疾病以毛发脱落为特征。与大众的认知相反，除了男性会脱发，女性和儿童也会脱发。毛发脱落的受累区域因人而异，可以从局部小面积发展到全身。目前，脱发与许多病因有关，包括自身免疫系统、遗传和暴露于环境中的某些因素。脱发分为许多类型，其中雄激素性秃发在人群中患病率可达 70% [1]。斑秃是另一种常见的脱发疾病，属于自身免疫性疾病，患病率为 0.1%～0.2% [2]，表现为突发的非瘢痕性脱发。

斑秃可对患者造成严重的影响。这些影响不被人们所重视，而被认为是一种简单的美容问题。然而，对患者而言，头发突然脱落会造成病耻感，治疗效果不佳还会对生活质量造成巨大影响。患者心理受到伤害也会影响日常生活。

斑秃容易与其他弥漫性脱发（如休止期脱发和雄激素性秃发）混淆 [3]。误诊患者可能接受过各种治疗但仍以无效告终。持续的治疗失败令患者的心理进一步受到伤害，不仅延长了治疗时间，还增加了患者的花费和医疗系统的负担。因此，完善书中所述的检查以明确脱发的类型非常重要。

本书对常见脱发分类和相关疾病进行了全面概述，包括流行病学、病理生理学、诊断、鉴别诊断和治疗，主要分为五篇：第一篇是全书的概述；第二篇介绍了各种弥漫性脱发；第三篇专注于局限性脱发，包括瘢痕性和非瘢痕性脱发；第四篇介绍了两项笔者完成的临床研究；第五篇是笔者诊治的部分患者，这些病例描述和照片是对第二、第三篇的补充。编写本书的最终目的是帮助医师正确诊断各种脱发疾病。

本书是 Springer 出版社发行的临床医师手册系列图书之一。这套图书对常见易误诊疾病的病因、分类和治疗进行了简要描述。目前，该系列的另外 3 部已经出版，即 *A Clinician's Guide to Mycosis Fungoides*、*Acrodermatitis Enteropathica: A Clinician's Guide*、*A Clinician's Guide to Pemphigus Vulgaris* [4, 5]。

该套丛书旨在帮助医师学习掌握相关疾病知识从而预防误诊发生。本书是在美国西雅图误诊协会的帮助下完成的。该协会的宗旨是收集积累误诊病例，建立一个对医师有用的数据库，进而改善医疗保健系统。

笔者希望本书能够帮助临床医师、医学生和其他医疗服务提供者掌握更多专业知识，对各种脱发疾病的临床诊疗有所裨益。

Pooya Khan Mohammad Beigi

Seattle，WA，USA

参考文献

[1] Falto–Aizpurua L, Choudhary S, Tosti A. Emerging treatments in alopecia. Expert Opin Emerg Drugs. 2014;19(4): 545–56. https://doi.org/10.1517/147282 14.2014.974550.

[2] Amin S, Sachdeva S. Alopecia areata: A review. J Saudi Soc Dermatol & Dermatol Surg. 2013;17(2):37–45. https://doi.org/10.1016/j.jssdds.2013.05.004.

[3] Zhang X, Zhang B, Caulloo S, Chen X, Li Y, Zhao Y. Diffuse alopecia areata is associated with intense inflammatory infiltration and CD8+ T cells in hair loss regions and an increase in serum IgE level. Indian J Dermatol Venereol Leprol. 2012;78(6):709. https://doi.org/10.4103/0378–6323.102361.

[4] Beigi PK. Clinician's guide to mycosis fungoides. Springer; 2017. https://doi. org/10.1007/978–3–319–47907–1.

[5] Beigi PK, Maverakis E. Acrodermatitis Enteropathica. Springer; 2015. https://doi.org/10.1007/978–3–319–17819–6.

声明

目　录

第一篇　总　论

第二篇　弥漫性脱发

第三篇　局限性脱发：非瘢痕性脱发

第四篇　局灶性脱发：创伤性脱发

第五篇　局灶性脱发：瘢痕性脱发

第六篇　病理切片

第七篇　调研研究

第八篇　病例报告及照片

第一篇 总论

Overview

第 1 章　绪　论

Introduction

毛囊是由内毛根鞘、外毛根鞘、毛乳头、毛球和毛囊隆突构成一种上皮性结构，每种结构都有特定的功能[1]（图 1–1）。

内毛根鞘包绕着整个毛干直到皮脂腺开口，外毛根鞘保护生长的头发。毛囊的基底部由真皮乳头构成，包绕着毛球。真皮乳头有丰富的神经和血供，毛球是负责毛发生成和生长的部位。隆突是毛囊中非常重要的结构，含有黑色细胞和上皮细胞两种不同类型的干细胞。黑素细胞存在于毛囊中，而上皮细胞可构成毛囊、皮脂腺和毛囊间表皮。

毛干由 3 层同心层构成，即毛小皮、毛皮质和毛髓质[1]。毛小皮是最外层的保护层。毛皮质是同心层最主要的构成成分，决定了毛干的强度。毛髓质是毛干最中心的部分，在一些毛干中毛髓质也可以缺失。

毛发生长有生长期、退行期和休止期 3 个时期[1]。生长期持续 3～8 年，毛发处于持续生长状态。头发每天的生长速度为 0.4mm[2]。通常情况下，多达 90% 的头发处于生长期。退行期毛发生长停止，但是毛囊生发中心仍具有增殖活性。退行期持续 2～3 周，只有 1%～2% 的毛发处于退行期。最终，休止期毛发生长停止，毛囊生发中心也没有增殖活性。正常状态下，10%～14% 的毛发处于休止期，休止期持续 3 个月。休止期毛发停止生长而等待脱落[2]。头发每天的正常脱落数量为 125 根左右，这对个体的容貌不会造成影响[2]。

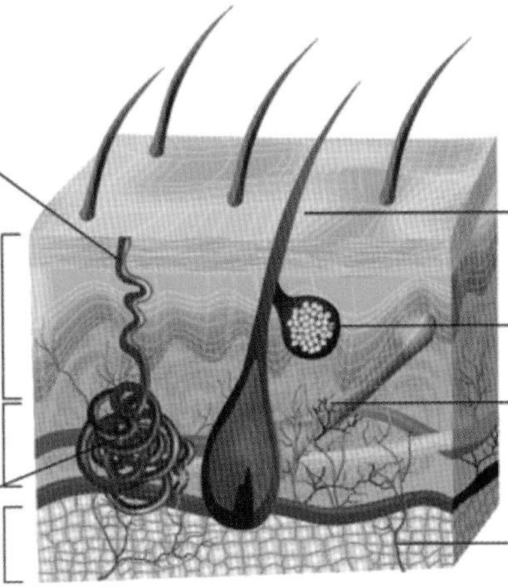

▲ 图 1-1 人类皮肤的剖面图

因为脱发对患者带来了直观的影响，大众对脱发话题非常感兴趣。毛发领域研究逐渐成了热点，以期在病因学、病理学及临床诊疗方面取得进展。脱发一般分为弥漫性脱发和局限性脱发，而后者的两种主要的亚分类包括非瘢痕性脱发和瘢痕性脱发。表 1–1 列举了各种分类中的一些病例 [3, 4]。非瘢痕性脱发和瘢痕性脱发之间最主要的区别是，瘢痕性脱发导致永久的瘢痕和脱发，而在非瘢痕性脱发毛囊保持完整，所以头发有再生的潜能 [5]。

表 1–1 脱发的分类

弥漫性脱发	局限性脱发
• 弥漫性斑秃 • 全秃或普秃 • 休止期脱发 • 生长期脱发 • 生长期毛发松动综合征	• 非瘢痕性脱发 ➢ 雄激素性秃发 ➢ 斑秃 ➢ 头癣 • 损伤性脱发 ➢ 拔毛癖 ➢ 牵拉性脱发 • 瘢痕性脱发 ➢ 慢性皮肤型红斑狼疮 ➢ 毛发扁平苔藓 ➢ 中央离心性瘢痕性脱发

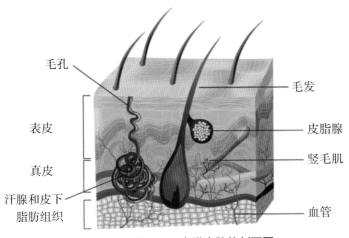

（盛友渔 译）

参考文献

[1] Lai-Cheong JE, McGrath JA. Structure and function of skin, hair and nails. Medicine. 2013;41(6):317–20.
[2] Watkins J. Alopecia, part 1: non-scarring forms. Pract Nurs. 2009;20(7):358–63.
[3] Qi J, Garza LA. An overview of alopecias. Cold Spring Harb Perspect Med. 2014;4(3):a013615.
[4] Mounsey AL, Reed SW. Diagnosing and treating hair loss. Am Fam Physician. 2009;80(4):356–62.
[5] Gilhar A, Etzioni A, Paus R. Alopecia areata. N Engl J Med. 2012;366(16):1515–25.

第二篇

弥漫性脱发

Diffuse Alopecia

第 2 章　弥漫性斑秃

Diffuse Alopecia Areata

一、概述

弥漫性斑秃（diffuse alopecia areata）是一种特殊类型的斑秃，表现为广泛的弥漫性头发稀疏，而不出现正常斑秃的特征性斑片状脱发[1]。弥漫性斑秃是非瘢痕性脱发，诊断困难。尽管斑秃的确切病理生理机制尚不清楚，但目前认为是针对生长期毛囊的自身免疫反应最终导致毛发生长中断。免疫系统可能会攻击毛囊黑素细胞、真皮乳头细胞和角质形成细胞，但到目前为止，这些均尚未得到证实。与斑片状斑秃相比，弥漫性斑秃通常炎症反应更重，病情进展更快。弥漫性斑秃皮损中浸润的炎症细胞主要包括单核细胞、嗜酸性粒细胞、$CD3^+$ T 细胞和 $CD8^+$ T 细胞[1]。

二、流行病学

斑秃的男女患病率基本相同，但也有一些研究报道男性更易罹患[3, 6]。然而弥漫性斑秃似乎女性更易出现。斑秃会影响所有种族，普通人群中一生罹患斑秃的风险为 1.7%。患有其他自身免疫性疾病的患者斑秃的发病风险似乎更高，如白癜风、特应性疾病、糖尿病、红斑狼疮和类风湿关节炎。

三、病理生理学

斑秃的确切发病机制仍不清楚，目前认为斑秃是由T细胞介导的自身免疫反应，靶向生长期毛囊，导致毛发生长中断。

四、诊断

临床表现包括瘙痒和头皮感觉异常，随后出现严重且进展迅速的弥漫性脱发[2]。患者可能抱怨头发迅速变白。弥漫性斑秃是一种新的斑秃变异，女性多见，表现为头发弥漫性脱落，进展迅速，组织中广泛嗜酸性粒细胞浸润，该病表现出短暂的临床过程和良好的预后。我们通常根据临床表现可以诊断斑秃。但当临床表现不典型时，可以使用病理检查确诊。建议做2个4mm环钻取材，分别用于垂直切片和水平切片。在疾病的初始阶段，生长期毛囊周围有炎症细胞浸润。毛囊受损可以出现毛囊上皮细胞水肿、细胞坏死、色素失禁和微水疱形成。斑秃在亚急性阶段，活检将显示休止期和退行期毛囊比例增加，而生长期毛囊比例降低。在慢性阶段，典型的表现为毛囊微小化。病理检查中还可出现毛囊周围大量单核细胞浸润。弥漫性斑秃的皮肤镜检查可见断发、黑点征和惊叹号样发。

五、鉴别诊断

弥漫性斑秃容易被误诊为其他弥漫性脱发，如休止期脱发（telogen effluvium，TE）和雄激素性秃发（androgenic alopecia，AGA）[1]。这种情况下，皮肤镜检查和组织学检查具有重要的诊断价值。根据皮肤镜检查及组织学检查，弥漫性斑秃有断发、黑点征、惊叹号样发和单核细胞毛囊周围浸润等表现，而上述表现在 TE 或 AGA 中不会出现。终毛 / 毳毛比值可用于诊断 TE 和 AGA，AGA 的终毛 / 毳毛比值＜ 4 : 1 且无毛球周围淋巴细胞浸润的特征。而 TE 的终毛 / 毳毛比值可＞ 7 : 1 [1]。

六、治疗

80% 的斑片状斑秃是自限性的，头发会在 1 年内自发再生 [3]。但是，斑秃也可能会持续数年，或毛发不再生长。有些患者在同一时期可能会出现持续脱发区和头发恢复区共存的现象。大约 10% 的患者会发展为头发完全脱落，称为全秃，或发展为头发和体毛完全脱落，称为普秃 [4]。

局部免疫疗法是严重斑秃或复发性斑秃的一线治疗。局部免疫疗法需要诱发头皮的接触过敏。接触致敏剂包括二硝基氯苯（dinitrochlorobenzene，DNCB）、方形酸二丁酯（SADBE）和二苯环丙烯酮（diphencyprone，DPCP）。DNCB 现在被认为具有潜在的致癌性，因此已不再使用。因为 DPCP 治疗有效、安全及保质期长，所以 DPCP 最常用。局部免疫疗法应从 2% DPCP 溶液开始，通常用在头皮上的 4cm × 4cm 区域 [5]。1～2 周后，再将 0.001% DPCP 应用于脱发区。每周治疗 1 次，逐渐将浓度滴定至最高

2%。理想情况下，头发应在 3 个月左右开始生长，一旦头发完全再生，就可以减少治疗频率。局部免疫疗法的潜在不良反应是严重的皮炎 [5]。

（齐思思　**译**）

参考文献

[1] Zhao Y, Zhang B, Caulloo S, Chen X, Li Y, Zhang X. Diffuse alopecia areata is associated with intense inflammatory infiltration and CD8+ T cells in hair loss regions and an increase in serum IgE level. Indian J Dermatol Venereol Leprol. 2012;78(6):709.

[2] Chartier MB, Hoss DM, Grant–Kels JM. Approach to the adult female patient with diffuse nonscarring alopecia. J Am Acad Dermatol. 2002;47(6):809–18. https://doi.org/10.1067/mjd.2002.128771.

[3] Seetharam KA. Alopecia areata: An update. Indian J Dermatol Venereol Leprol. 2013;79(5):563–75. https://doi.org/10.4103/0378–6323.116725.

[4] Safavi KH, Muller SA, Suman VJ, Moshell AN, Melton LJ 3rd. Incidence of alopecia areata in olmsted county, minnesota, 1975 through 1989. Mayo Clin Proc. 1995;70(7):628.

[5] Orecchia G, Perfetti L. Alopecia areata and topical sensitizers: allergic response is necessary, but irritation is not. Br J Dermatol. 1991;124(5):509.

[6] Wasserman D, Guzman–Sanchez DA, Scott K, McMichael A. Alopecia areata. Int J Dermatol. 2007;46:121–31.

第 3 章 全秃 / 普秃
Alopecia Totalis/Universalis

一、概述

全秃 / 普秃（alopecia totalis/universalis，AT/AV）是斑秃的最严重类型，表现为全身毛发脱落。大约 5% 的斑秃会发展为全秃 [2]。

二、流行病学

斑秃是最常见的炎症性脱发，世界范围内患病率为 0.1%～0.2%，终身患病风险为 2% [3]。据观察，14%～25% 的斑秃患者会发展为全秃，其治愈率低于 10% [10, 11]。此外，有报道显示在青春期前发病的斑秃患者中，有 50% 最终发展为全秃。 然而，青春期后发病的病例中只有 23% 会发展为全秃。斑秃的病程与发病年龄无关 [10]。

三、病理生理学

遗传因素似乎与斑秃的易感性和严重性有关。据报道，同卵双胞胎之间的发病一致率为55%，这表明环境和遗传因素相互作用导致斑秃发病。在遗传易感人群中，触发因素引起针对毛囊的CD8驱动的Th_1型自身免疫反应，导致了斑秃的急性脱发[7]。

儿童更有可能发展为全秃[4]。与斑片状斑秃相比，全秃/普秃患者中HLA-DR11、HLA-DR4和HLA-DQ7的总频率明显增加[5]。

四、诊断

大多数情况下，凭借临床表现就可诊断斑秃。斑秃表现为境界清楚的、光滑的、散在的脱发斑。除了脱发边缘惊叹号样发存在的区域可以出现轻度红斑外，局部头皮几乎没有变化。全秃/普秃具有相同的临床特征，除了其累及全部头发/全身毛发。脱发斑通常会在几周内进展，成为圆形、散在的境界清楚的斑片[6]。有时烧灼或瘙痒可能是脱发之前的最早症状。特征性的惊叹号样发出现在脱发斑边缘，呈现离头皮几毫米就折断的短发。惊叹号样发的远端通常比近端粗。在斑秃的初始阶段，可能出现脱发不累及白发，因此在成人中，看起来好像是所有的头发都迅速变白了。而有些患者一开始再生的都是纤细白色的毳毛。

五、治疗

接触性免疫疗法、外用糖皮质激素和戴假发是重度斑秃的初步治疗方法[1]。然而，免疫疗法也存在一些缺点，如其不能广泛使用且需要患者在几个月内多次去医院就诊。据报道，不到 50% 的患者会出现头发明显再生。如果脱发严重，选择戴假发也是一种帮助改善生活质量的治疗手段。

局部免疫疗法需要诱发头皮的接触过敏[1, 8]。接触致敏剂包括二硝基氯苯（DNCB）、方形酸二丁酯（SADBE）和二苯环丙烯酮（DPCP）。DNCB 现在被认为具有潜在的致癌性，因此已不再使用。而 DPCP 因为其有效性、安全性及较长的保存期限而被最广泛使用。局部免疫疗法应从 2% DPCP 溶液开始，通常用在头皮上的 4cm × 4cm 区域。1～2 周后，再将 0.001% DPCP 应用于脱发区。每周治疗 1 次，逐渐将浓度滴定至最高 2%。理想情况下，头发应在 3 个月左右开始生长，一旦头发完全再生，就可以减少治疗频率。局部免疫疗法的潜在不良反应是严重的皮炎。

JAK 抑制药是一种新的治疗药物，如托法替布（Tofacitinib）、芦可替尼（Ruxolitinib），已经被证实对全秃 / 普秃有效，甚至对病程长达数年的患者也有效。JAK 抑制药可以抑制 JAK 激酶家族中的多个酶，已被用于治疗癌症和其他疾病，如关节炎。JAK 抑制药治疗严重斑秃的临床试验数据仍然有限，但是它们已经显示出令人鼓舞的结果。

局部外用糖皮质激素治疗全秃，如丙酸氯倍他索，已经被证实有效。一项对照研究使用 0.05% 丙酸氯倍他索软膏治疗全秃。共纳入 28 例患者，其中有 8 例（28.5%）表现出终毛生长，这与许多免疫疗法试验的结果相似。因此，局部外用糖皮质激素也是一种有效的治疗手段[9]。

（齐思思 **译**）

参考文献

[1] Messenger AG, McKillop J, Farrant P, McDonagh AJ, Sladden M. British association of dermatologists' guidelines for the management of alopecia areata 2012. Br J Dermatol. 2012;166(5):916–26. https://doi.org/10.1111/j.1365–2133.2012.10955.x.

[2] Alkhalifah A, Alsantali A, Wang E, McElwee KJ, Shapiro J. Alopecia areata update: part I. Clinical picture, histopathology, and pathogenesis. J Am Acad Dermatol. 2010;62:177–88. quiz 189–190.

[3] Gilhar A, Etzioni A, Paus R. Alopecia areata. N Engl J Med. 2012;366(16):1515.

[4] Goh C, Finkel M, Christos PJ, et al. Profile of 513 patients with alopecia areata: associations of disease subtypes with atopy, autoimmune disease and positive family history. J Eur Acad Dermatol Venereol. 2006;20:1055–60.

[5] Colombe BW, Lou CD, Price VH. The genetic basis of alopecia areata: HLA associations with patchy alopecia areata versus alopecia totalis and alopecia universalis. J Invest Dermatol (Symp Proc). 1999;4:216–9.

[6] Chartier MB, Hoss DM, Grant–Kels JM. Approach to the adult female patient with diffuse nonscarring alopecia. J Am Acad Dermatol. 2002;47(6):809–18.

[7] Hordinsky MK. Overview of alopecia areata. J Investig Dermatol Symp Proc. 2013;16(1):S13–5. Elsevier.

[8] Happle R, Hausen BM, Wiesner–Menzel L. Diphencyprone in the treatment of alopecia areata. Acta Derm Venereol. 1983;63:49–52.

[9] Tosti A, Piraccini BM, Pazzaglia M, Vincenzi C. Clobetasol propionate 0.05% under occlusion in the treatment of alopecia totalis/universalis. J Am Acad Dermatol. 2003;49(1):96–8. https://doi.org/10.1067/mjd.2003.423.

[10] Walker SA, Rothman S. Alopecia Areata1: a statistical study and consideration of endocrine influences. J Investig Dermatol. 1950;14(6):403–13.

[11] Molin L. Aspects of the natural history of herpes zoster. A follow–up investigation of outpatient material. Acta Derm Venereol. 1969;49(6):569–83.

第 4 章　休止期脱发

Telogen Effluvium

一、概述

休止期脱发（telogen effluvium）是指毛囊发育不经过生长期和退行期，过早进入休止期而发生的脱发[1]。这时期脱发量增加，可用脱发视觉量表进行评估[2]。

休止期脱发是弥漫性脱发的常见原因。急性休止期脱发是自限性的，因此不需要治疗，患者通常可自愈。慢性休止期脱发通常是在排除了其他原因（包括雄激素性秃发）引起的弥漫性脱发后才可诊断。

尽管休止期毛发计数为 15%～20% 时即提示存在毛发异常脱落，但只有＞ 20% 才可诊断为休止期脱发。若明确病因和及时治疗，脱发有望恢复正常。当病因不明时，休止期脱发患者的评估包括甲状腺和生化全套、红细胞沉降率、血细胞比容和铁蛋白（反映全身铁储备的指标）[1]。然而，如果持续性休止期脱发超过 6 个月，头皮活检提供的水平切面有助区分雄激素性秃发和休止期脱发。

二、发病机制

根据毛发周期中不同阶段毛囊的变化，休止期脱发可分为即刻生长期逸出、延迟生长期逸出、短生长期综合征、即刻休止期逸出、延迟休止期逸出 5 种[3]。

（一）即刻生长期逸出

应激造成生长期缩短提前进入休止期。当正常情况下处于生长期的毛囊受刺激就会提前进入休止期，这导致 2～3 个月后毛囊达到休止期的数量增加。即刻生长期逸出是一种发生在生理应激之后短暂的逸出，如重病或药物诱发[4]。

（二）延迟生长期逸出

产后脱发是由于生长期延迟，头发停留在延迟的生长期而没有进入休止期造成的。所以产后几个月脱发增加，是因为大量毛囊停留在延迟的生长期[5]。

（三）短生长期综合征

短生长期综合征即生长期缩短导致休止期毛发脱落增加，原因很简单，因为正常情况下任何毛囊周期内，都有更多的毛发处于生长期[1]。

（四）即刻休止期逸出

即刻休止期逸出即正常的休止期缩短，当毛囊重新进入生长期时导致未成熟的毛发脱落。使用药物（如米诺地尔等）可以促进休止期逸出[1]。

（五）延迟休止期逸出

延迟休止期逸出即休止期延长，然后进入生长期。这种情况通常见于哺乳动物脱毛。这种类型的脱发可能会季节性地出现在某些人身上[4]（表4-1）。

表 4-1　5 种不同类型休止期脱发临床特点和原因

	病　程	原　因	特　点
即刻生长期逸出	休止期后 2～3 个月脱发量增加	发病时间短（3～5 个月）。发生在精神压力、疾病或药物诱导之后	生长期的毛囊受刺激过早地进入休止期
延迟生长期逸出	无特定病程	与产后脱发有关。头发停留在延迟的生长期引起的	如果有大量毛囊受累，产后休止期在几个月后就会伴随着大量的头发脱落
短生长期综合征	无特定病程	生长期缩短导致	休止期毛发脱落增加，毛发变短
即刻休止期逸出	无特定病程	当毛囊进入生长期时，缩短的休止期会导致未成熟的杵状发脱落	所有处于休止期的毛囊都易感
延迟休止期逸出	无特定病程	休止期延长后进入生长期，这种情况通常见于哺乳动物脱毛或可能会季节性地出现在某些人身上	脱发增加

三、诊断 / 临床特点

（一）急性休止期脱发

急性休止期脱发目前认为是一种疾病，在应激事件发生 2～3 个月后，头发开始大量脱落[1]。应激事件包括高热、手术创伤、突然绝食、出血或开始一种新的药物治疗[6]。然而，在大约 1/3 的病例中，无法确定急性休止期脱发的病因或诱发因素。急性休止期脱发是即刻生长期逸出机制引起的[7, 8]。精神压力也认为是急性休止期脱发的潜在原因，但还需要更多的研究。

拉发试验阳性可以辅助诊断急性休止期脱发[1]。休止期毛发主要是从头皮的顶端和边缘大量提取的。休止期毛发不同于生长期毛发，因为它具有无色素毛球且没有内毛根鞘。

（二）慢性弥漫性脱发

慢性弥漫性脱发是指休止期脱发持续时间超过 6 个月[1]。慢性弥漫性脱发可由慢性休止期脱发或继发性原因引起。甲状腺疾病（甲状腺功能亢进或甲状腺功能减退）、缺铁性贫血、肠病性肢端皮炎、系统性红斑狼疮、皮肌炎和营养不良都会导致慢性弥漫性脱发。

药物引起的休止期脱发常发生于服药后 6～12 周，在患者服药期间呈进行性发展。已知引起休止期脱发的药物有类肝素、β 受体拮抗药、卡托普利、别嘌醇、硼酸、苯妥英钠、格列本脲、苯丙胺、左旋多巴、溴隐亭、甲基色胺、阿苯达唑 / 甲苯达唑、西咪替丁、秋水仙碱、柳氮磺吡啶、青霉胺和金制剂等[1]。

（三）原发性慢性休止期脱发

慢性休止期脱发是一种休止期脱发大于 6 个月的特发性自限性疾病，与头皮活检中中央部分增宽和毛囊微小化无关。这些病例中有一些是急性休止期脱发导致的，而另一些则病因不明。尽管任何一种功能性的休止期脱发都可导致慢性休止期脱发，但人们通常认为最可能的原因是生长期缩短所致。这是一种排他性诊断。头皮活检有助于鉴别慢性休止期脱发和雄激素性秃发，需结合患者病史、临床表现和诊断特点。慢性休止期脱发可在 3～4 年后自愈，但也可持续 10 年或更久[1]（表 4-2）。

表 4-2 急性休止期脱发、慢性弥漫性脱发和原发性慢性休止期脱发的临床特征、治疗和病因

	病　程	病　因	特　点	诊　断
急性休止期脱发	应激事件后 2～3 个月	应激事件如高热、手术创伤、突然绝食、出血或开始一种新的药物治疗，但有 1/3 的患者找不到原因	头皮大量脱发	拉毛试验呈强阳性。休止期毛发主要是取自头皮的顶端和边缘，也可能存在 Beau 线。休止期毛发可以和生长期毛发区分开来，因为它具有无色素的毛球，且没有内毛根鞘，这与没有观察到额顶变薄时的雄激素性秃发不同
慢性弥漫性脱发	持续休止期脱发超过 6 个月	慢性弥漫性脱发可由慢性休止期脱发或继发性原因引起。甲状腺疾病（甲状腺功能亢进或甲状腺功能减退）、缺铁性贫血、肠病性肢端皮炎、系统性红斑狼疮、皮肌炎和营养不良都会导致慢性弥漫性脱发	慢性弥漫性脱发	通常考虑观察处理。头皮活检可用于进一步研究
原发性慢性休止期脱发	至少 6 个月，3～4 年后可自愈，但也可持续 10 年或更久	继发于急性休止期脱发，另一些则由于毛发周期的生长期缩短而具有未知的触发因素	特发性自限性与休止期毛发脱落增加相关，但与中心部增宽或毛囊微小化无关	需要头皮活检区分休止期脱发和雄激素性秃发

四、鉴别诊断

休止期脱发的鉴别诊断包括女性型脱发、弥漫性斑秃、先天性脱发、生长期毛发松动综合征、先天性毛发减少和生长期脱发 [5]。

五、治疗

许多新的治疗休止期脱发的美容方法已被报道，包括司他莫定（Stemoxydine）、尼克辛（Nioxin）、米诺地尔，与一种免洗型组合（CNPDA），即咖啡因（Caffeine）、烟酰胺（Niacin Amide）、泛烯醇（Panthenol）、二甲基美宗（Dimethazone）和丙烯酸酯聚合物（Acrylate Polymer）[1]。

司他莫定通过模拟低氧信号转导维持毛囊干细胞的功能。研究表明司他莫定可增加毛囊密度。另外，尼克辛是一种头皮清洁剂，含有许多能滋润和滋养头发的生物活性成分，包括维生素、矿物质、咖啡因和草药（如人参、银杏和锯棕榈树）[1]。

局部外涂米诺地尔最初用于治疗雄激素性秃发，然而，它可以延长生长期，因此也成为治疗休止期脱发的一种潜在候选药物 [9]。

人工合成的 CNPDA 的疗效目前仍在评估中，众所周知它可以滋润和营养头皮。例如，已知 CNPDA 可以增加头发密度，使头发直径增加 2～3μm 以抵抗断裂，并使头发横截面积增加 10% [10]。

此外，对休止期脱发的治疗旨在改善任何潜在的营养或代谢异常，这些异常可在体检过程中确定为致病原因。例如，缺铁性贫血导致血红蛋白水平降低已确定是休止期脱发的危险因素之一 [11]。有研究表明缺铁的休止期脱发患者补铁可减少脱发[11, 12]，但也有其他研究未发现这一现象[13, 14]。

（张付贺　范　晴　译）

参考文献

[1] Liyanage D, Sinclair R. Telogen Effluvium. Cosmetics. 2016;3(2):13.
[2] Sinclair R. Hair shedding in women: how much is too much? Br J Dermatol. 2015;173(3):846–8.
[3] Headington JT. Telogen effluvium: new concepts and review. Arch Dermatol. 1993;129(3):356–63.
[4] Trüeb RM. Systematic approach to hair loss in women. JDDG: J Dtsch Dermatol Ges. 2010;8(4):284–97.
[5] Harrison S, Sinclair R. Telogeneffluvium. H&G Z Hautkr. 2002;77(7–8):351–8.
[6] Kligman AM. Pathologic dynamics of human hair loss: I. Telogen effluvium. Arch Dermatol. 1961;83(2):175–98.
[7] Grover C, Khurana A. Telogen effluvium. Indian J Dermatol Venereol Leprol. 2013;79(5):591.
[8] Piérard–franchimont C, Peérard G. L'effluvium télogène actinique: une facette de la chronobiologie humaine. Int J Cosmet Sci. 1999;21(1):15–21.
[9] Buhl AE. Minoxidil's action in hair follicles. J Investig Dermatol. 1991;96(5):S73–S4.
[10] Davis M, Thomas J, Van de Velde S, Boissy Y, Dawson T, Iveson R, et al. A novel cosmetic approach to treat thinning hair. Br J Dermatol. 2011;165(s3):24–30.
[11] Karadağ AS, Ertuğrul DT, Tutal E, Akin KO. The role of anemia and vitamin D levels in acute and chronic telogen effluvium. Turk J Med Sci. 2011;41(5):827–33.
[12] Rushton D. Nutritional factors and hair loss. Clin Exp Dermatol. 2002;27(5):396–404.
[13] Sinclair R. There is no clear association between low serum ferritin and chronic diffuse telogen hair loss. Br J Dermatol. 2002;147(5):982–4.
[14] Kantor J, Kessler LJ, Brooks DG, Cotsarelis G. Decreased serum ferritin is associated with alopecia in women. J Investig Dermatol. 2003;121(5):985–8.

第 5 章　生长期脱发
Anagen Effluvium

一、概述

生长期脱发（anagen effluvium）是一种由于继发性因素导致的急性脱发，如暴露于毒素或化疗，引起 80% 的头发的急性脱落。惊叹号样发在生长期脱发中很常见，表现为 1～3mm 的短毛，基底部呈锥形，为生长不良的毛发。拉发试验后对头发近端进行显微镜检查，显示为正常或营养不良的生长期毛发[1, 2]。

脱发指在 2～4 周的时间内，每天会有超过 100 根头发迅速脱落[1]。另外，脱发是头发密度明显减少至少 30%。值得注意的是，人类头皮上有 100 000 根头发，每天有 100～150 根休止期头发脱落。在任何时间，80%～85% 的毛发都处于生长期，在这个阶段，毛球的细胞通过有丝分裂增殖活跃。10% 的毛囊处于休止期，在此期间所有有丝分裂活动都处于休眠状态，1% 处于退行期。多种信号分子如 Wnt、Sonic Hedgehog、notch 和骨形态发生蛋白被认为在毛囊的最初发育和随后的周期循环中发挥了作用[3]。在生长期脱发中，头发不是脱落，而是断掉。生长期脱发有 2 种亚型，即常见的营养不良性生长期脱发和生长期毛发松动综合征。

二、病理生理学

在生长期，任何干扰毛球细胞有丝分裂活动的过程都会破坏头发的生长[1, 2]。这会导致发根管内的头发变窄和随后的断裂。生长期脱发最常与头颈部的化疗或放疗有关，这可能导致毛球受损并停止有丝分裂活动。生长期脱发在联合化疗时更常见且更严重，剂量越高越严重。在毛球受损/有丝分裂活动中断后 1～3 周开始脱发。只有活跃增殖的毛球细胞在生长期脱发中受到影响，而静止的干细胞则较少受到影响。由于干细胞被保存下来，毛囊可能会再生，导致脱发在生长期脱发中是可逆的。因为许多永久性秃发的临床病例正在出现，也就是说，这种可逆性的范式正在改变。在受到损伤之后，毛发的生长速度可能会发生变化，但不会出现不同的生长阶段。最后，受损后几个星期，毛囊再生，并开始正常的周期。除放疗和化疗外，寻常天疱疮、斑秃、蛋白质能量营养不良，以及硼、汞、铊等有毒物质均可导致生长期脱发。辐射可以对毛囊产生可逆性或永久性的影响。永久性脱发发生于＞ 30Gy 深 X 线或＞ 50Gy 软 X 线[1]。除使用表皮生长因子抑制药的情况外，化疗几乎总是导致可逆的脱发，如用白消安和环磷酰胺化疗，以及在骨髓移植后。有趣的是，脱发的类型（休止期脱发或生长期脱发）取决于所使用的药物类型（表 5-1）。

三、临床表现

头皮上的头发有一个较长的生长期，因此它是生长期脱发中最常受累的部位[1]。通常情况下，90% 的毛发都处于生长期，因此脱发可相当严重。

表 5-1　相关药物

与生长期脱发有关的常见药物	与生长期脱发有关的罕见药物
• 阿霉素 • 道诺霉素 • 紫杉醇 • 多烯紫杉醇 • 环磷酰胺 • 异环磷酰胺 • 依托泊苷 • 氮芥 • 甲氨蝶呤 • 博来霉素	• 长春新碱 • 长春碱 • 氟尿嘧啶 • 羟基脲 • 塞替派

根据化疗的剂量和持续时间，胡须、眉毛、睫毛，以及腋窝和阴部的毛发也可能受到影响。生长期脱发在化疗开始后几周内开始，并在 2～3 个月明显脱落。生长期脱发是一种非瘢痕性脱发，没有相关的红斑、色素沉着或鳞屑。当化疗导致脱发时，脱发从头部侧面和头顶开始。一种可能的解释是，由于睡觉时的摩擦或帽子和头罩使得这些部位的摩擦增加所致。当头发再生时，大约 60% 的情况下，它的质地与原来的头发不同。例如，如果该区域的头发以前是直的，当它重新长出时，它可能会卷曲。因为没有受到化疗的破坏，毛囊口完好无损，毛发能够再生。在停止化疗后 1～3 个月再生。表皮生长因子受体抑制药是一种较新的药物，它们与睫毛增生和面部多毛症有关。其他药物如多靶点受体酪氨酸激酶抑制药，包括帕唑帕尼、舒尼替尼和达沙替尼，可导致头发脱色而不出现脱发，且头发脱色通常是可逆的。

四、诊断

生长期脱发的初步诊断研究包括毛发图像分析和毛发牵拉试验[1, 2]。

生长期和休止期的毛发可以用肉眼很容易地观察到，但是如果有疑问，可以使用光学显微镜。

很少需要活检来确认诊断，但如果有疑问，可以进行活检。4mm 头皮穿刺活检显示大于 15% 的毛囊处于休止期提示有休止期脱发。正常头皮活检显示处于休止期的毛囊少于 15%。如果是一个正常的休止期 / 生长期，且没有炎症、鳞屑、牵拉或营养不良的内鞘，则最有可能是生长期脱发（表 5–2）。

表 5–2　休止期脱发和生长期脱发的比较

临床特点	休止期脱发	生长期脱发
开始脱发	2～4 个月	1～4 周
脱发比例	20%～50%	80%～90%
脱发的时期	休止期	生长期
毛干状况	正常	变细或断裂

五、治疗

生长期脱发一般具有自限性和可逆性，因此非药物治疗和药物治疗的目标都应该是帮助患者感到舒适，缩短脱发的时间和严重程度 [1, 2]。在化疗期间，头皮止血带和冷却帽被用于通过减少流向头发区域的血流量来减少药物到达头发的数量。在化疗期间，有许多药物被用于减少脱发，但由于缺乏证据，不推荐使用这些药物。非药理学的措施，如提前计划假发 / 头套可能对患者有帮助，因为脱发对患者来说在心理上很难应对。一般头皮和头发护理也应向患者解释。患者应避免漂白、染色和热定型工具，以避免对头发造成损伤。他们应使用一个减少摩擦的缎面枕套。患者应该使用温和的洗发水，可以把头发剪短，使头发看起来更丰满。

六、鉴别诊断

生长期脱发应与其他类型的非瘢痕性脱发，如生长期毛发松动综合征、休止期脱发、斑秃和拔毛癖相鉴别[1, 2]（表 5–3）。

表 5–3　生长期毛发松动综合征（LAS）的鉴别诊断

	LAS（婴幼儿）	斑秃	休止期脱发	拔毛癖
表现	弥漫性 / 局限性，没有明显边界的脱发斑片	局限性脱发斑片可能累及眉毛、睫毛、体毛和指甲	弥漫性稀疏	局部畸形 / 断发斑块，常见眉毛受累
毛发图像分析	生长期毛发，畸形的毛球和根鞘缺失	休止期或营养不良的生长期毛发	休止期毛发	断裂的休止期毛发
过程	头发稀疏，长度很少增加，包括一片片暗淡的、不规则的、蓬乱的头发	弥漫性 / 斑片状脱发，有快速进展的可能	应激相关的脱发，通常在触发事件后 2～5 个月	多变
预后	随年龄增长而自愈	多变	通常在 6～12 个月康复	自愈，可能需要行为治疗

（缪　盈　译）

参考文献

[1] Kanwar A, Narang T. Anagen effluvium. Indian J Dermatol Venereol Leprol. 2013;79(5):604–12. https://doi.org/10.4103/0378–6323.116728.
[2] Mallashetty N. Anagen effluvium – a review. Int J Curr Res Rev. 2014;6(22):42.
[3] Paus R, Olsen EA, Messenger AG. Hair growth disorders. In: Wolff K, Goldsmith LA, Katz SI, Gilchrest BA, Zller AS, Leffell DJ, editors. Fitzpatrick's dermatology in general medicine, vol. 2. 7 th ed. New York: McGraw–Hill; 2008. p. 753–77.

第 6 章　生长期毛发松动综合征

Loose Anagen Syndrome

一、临床表现

生长期毛发松动综合征（loose anagen syndrome，LAS）是一种罕见的良性自限性疾病，表现为生长期毛发很容易被拔出且无痛[1]。常见于 2—6 岁女童。LAS 为散发性或常染色体隐性遗传，且临床表现存在变异性。患儿通常表现为头发生长缓慢，很少需要理发。主要累及头发，罕见累及眉毛或其他体毛。拉发试验和毛发图像分析可协助诊断。体格检查可见头发稀疏呈弥漫性或斑片状脱发，且毛发变细。枕部是最常见的受累部位，可能由于夜间头皮与枕头摩擦，导致头发轻易被拔出。

LAS 有 A 型、B 型和 C 型 3 种表型，均以生长期头发松动易被拔出且无痛为特点[2]。A 型 LAS 的毛发密度减少，B 型 LAS 的毛发形态蓬乱难以梳理，C 型 LAS 的毛发外观正常仅生长期毛发脱落增多。A 型和 B 型主要多见于儿童，而 C 型则可在患儿 8 岁左右由 A 型或 B 型发展而来，也可见于成人。

二、拉发试验和毛发图像分析

LAS 依据拉发试验和毛发图像分析中的生长期松动毛发数量和比例进行诊断[2]。儿童拉发试验有超过 3 根或甚至 10 根以上生长期毛发可以诊断 LAS，而正常儿童拉发试验仅有 1～2 根生长期毛发。采用毛发图像分析检测无痛性拔出的 10 根以上头发，若其中至少 50% 为生长期毛发可明确诊断[1, 2]。

三、组织病理

建议对所有疑似 LAS 的患者进行头皮活检[2]。特征性的组织病理表现包括内毛根鞘内，内、外毛根鞘之间，外毛根鞘和结缔组织鞘之间存在裂隙，且无炎症。这些裂隙尤为显著，可与头皮活检中人为造成的裂隙相鉴别。

四、流行病学

LAS 主要见于 2—6 岁的女性儿童[1]，且高加索人群较深色皮肤人群更常见。男性由于理发习惯和发型特点容易被漏诊。

五、发病机制

角蛋白基因 *K6HF* 或 *K6IRS* 突变导致毛发的内毛根鞘、外毛根鞘和毛小皮发生异常的过早角化 [1]，导致黏附异常和头发生长缓慢，从而阻碍正常生长期。

六、治疗和预后

LAS 多为自限性，能随年龄增长自行好转 [2]。目前认为雄激素可能具有间充质 – 上皮相互作用，从而使毛囊具有正常的生长期外观。随着年龄增长，LAS 逐渐好转，但患者拉发试验仍可有少量的生长期毛发。LAS 的病情严重程度不一，病情较严重者首选的治疗方法是米诺地尔治疗，该药可以促进病情缓解。米诺地尔能够延长生长期，从而刺激毛囊生长。

七、鉴别诊断

（一）斑秃

斑秃表现为边界清晰的脱发斑且毛发完全脱落，常伴有甲部改变。而 LAS 的脱发斑边界不清，毛发不会完全脱落，且 LAS 无相关甲部改变 [2]。

斑秃病理表现为毛球周围淋巴细胞浸润，而 LAS 病理表现无炎症。

（二）拔毛癖

LAS 和拔毛癖均以生长期毛发受累为主，但拔毛癖的毛根鞘是完整的，而 LAS 则不然。

（三）休止期脱发

休止期脱发的拉发试验可见休止期毛发增加（＞ 50%），而在 LAS 中，采用毛发图像分析检测无痛性拔出的 10 根以上头发，其中至少 50% 为生长期毛发则可明确诊断。

（四）生长期脱发

患者的病史有助于鉴别生长期脱发和 LAS，生长期脱发多发生在化学治疗或某些药物治疗后[2]。

（胡瑞铭　**译**）

参考文献

[1] Srinivas SM. Loose anagen hair syndrome. Int J Trichology. 2015;7(3):138. https://doi.org/10.4103/0974–7753.167467.
[2] Dhurat RP, Deshpande DJ. Loose anagen hair syndrome. Int J Trichology. 2010;2(2):96.https://doi.org/10.4103/0974–7753.77513.

第二篇

局限性脱发：非瘢痕性脱发

Focal Alopecia: Non-scarring Alopecias

非瘢痕性脱发和瘢痕性脱发的主要区别在于非瘢痕性脱发（如斑秃和休止期脱发）的毛囊仍保持完整，故毛囊能够再次进入生长周期，毛发可以再生[1]，而瘢痕性脱发的毛囊被破坏，形成永久性瘢痕，毛发无法再生。

参考文献

[1] Gilhar A, Etzioni A, Paus R. Alopecia areata. N Engl J Med. 2012;366(16):1515–25.

第 7 章 雄激素性秃发
Androgenetic Alopecia (AGA)

一、概述

雄激素性秃发（androgenetic alopecia，AGA）是最常见的脱发疾病，以终毛进行性微小化、转化为细小毳毛为特点，是一种雄激素依赖的遗传性疾病，虽无法永久性可逆，但有些治疗方法可延缓和逆转脱发的进展。男性和女性都可发生 AGA，不过脱发模式明显不同 [1]。

二、流行病学和危险因素

AGA 的发病率与种族、年龄和性别密切相关。到 70 岁，超过 80% 的高加索男性和大约 50% 的高加索女性患有 AGA [2]。东印度人群 AGA 的患病率与之相近，但明显低于其他种族，如日本、中国、泰国和非洲人群。年龄也是与患病率相关的重要因素，AGA 的发病率和严重程度随着年龄增长而逐渐增加 [1]。

遗传学研究表明，AGA 的遗传率较高，多基因遗传的特点与 AGA 的表型有关。雄激素受体基因的多态性是研究最多的位点。此外，目前还发现许多其他相关基因，包括 5α– 还原酶和 P_{450} α– 芳香化酶的基因 [3]。

三、病理生理学

双氢睾酮（dihydrotestosterone，DHT）是一种睾酮的代谢产物，与雄激素受体的亲和力更高，是头发生长的主要介质。在 5α– 还原酶的催化作用下睾酮转化为 DHT。男性 AGA 患者的 DHT 和 5α– 还原酶水平升高。此外，5α– 还原酶缺乏或被抑制者的脱发过程会发生延缓。在 DHT 作用下，毛囊发生微小化，最终导致秃顶。既往研究将顶部毛囊移植到前臂仍会发生微小化，而枕部毛囊移植到顶部则不会发生微小化，提示毛囊所在部位与毛发脱落和生长有关。类似的雄激素相关脱发模式在女性患者中也有被提出，但目前尚未完全明确 [3]。

四、诊断

男性 AGA 患者临床表现为非瘢痕性脱发，具有特殊的分布类型。目前采用 Norwood–Hamilton 分型法对 AGA 的病情严重程度进行分级。脱发最严重时仅枕部毛发保留，而顶部毛发完全脱落。脱发的进展存在个体差异。健康者的头发往往聚集分布，单个毛囊内可有多根终毛长出，而在 AGA 患者中，终毛逐渐被纤细的毳毛所替代，最终失去了所有终毛，导致秃发。因此，毛发直径变细和终毛减少是早期 AGA 的诊断指标 [3]。女性 AGA 患者的病情分级也可以遵循 Norwood–Hamilton 分型法，但是临床上最常使用的是 Ludwig 分型法，表现为顶部中央区域毛发稀疏而前额发际线保留 [4]（图 7–1 和图 7–2）。

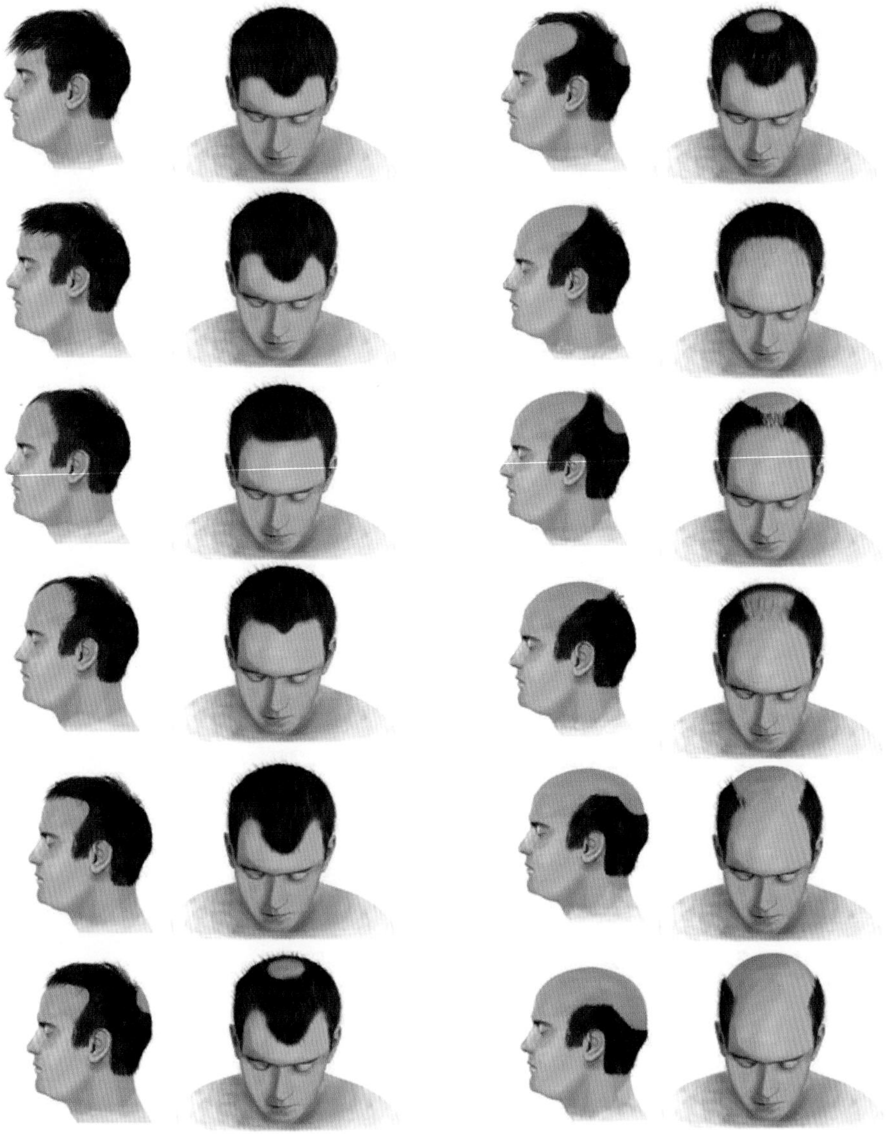

▲ 图 7-1 男性型脱发的 **Norwood** 分型法

修改自 Norwood [5]

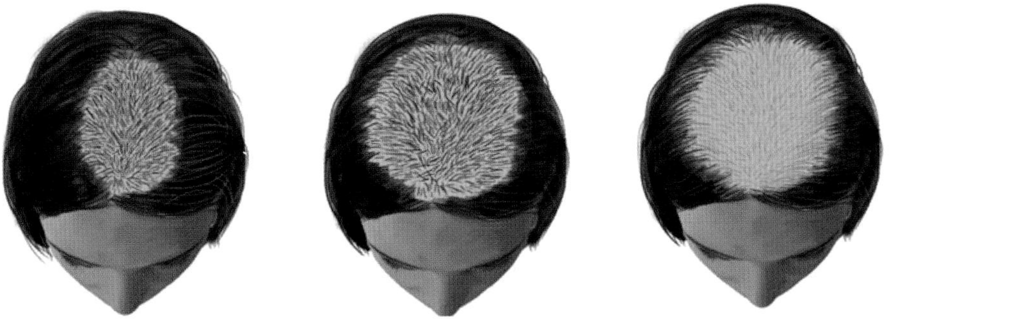

▲ 图 7-2　女性型脱发的 **Ludwig** 分型法
修改自 Olsen [6]

五、鉴别诊断

雄激素性秃发的诊断相对较简单，即具有特殊分布类型的非瘢痕性脱发。不过临床医生必须检查头皮、皮肤、甲和身体 / 面部毛发以鉴别诊断或排除其他疾病。下列疾病与 AGA 临床表现相类似，诊断时需加以鉴别 [7]。

（一）隐匿性斑秃

隐匿性斑秃是骤然发生的严重脱发，不同于 AGA 的慢性病程。隐匿性斑秃多见于女性，且拉发试验阳性，而 AGA 拉发试验多为阴性。拉发试验即用手指捏住一小撮头发轻轻顺着毛干向外牵拉。正常情况下，拉发试验会脱落 1～2 根头发，若≥ 3 根头发脱落就表明拉发试验阳性。

（二）前额纤维性脱发

前额纤维性脱发的前额发际线后移，伴有头发稀疏和毛囊开口消失。前额纤维性脱发是一种瘢痕性脱发，与 AGA 不同，前额纤维性脱发会出现毛囊破坏。头皮表面可见或不见瘢痕组织。可采用毛发镜进行鉴别。

（三）遗传性少毛症

遗传性少毛症的头发变细，毛囊也有微小化，但与 AGA 不同，遗传性少毛症发病年龄较小。

（四）化疗诱导脱发

芳香化酶抑制药（aromatase inhibitors，AI）可增加 5α– 还原酶活性，会导致绝经期女性在用药后出现男性型脱发表现。

（五）强直性肌营养不良（Steinert 病）

强直性肌营养不良会出现类似 AGA 的前额发际线后移，还会出现其他症状，如肌无力、肌肉萎缩、肌强直和其他肌外组织改变。

（六）休止期脱发

休止期脱发可表现为急性脱发之后自行缓解，或急性脱发之后转变为慢性脱发。与 AGA 类似，休止期脱发的终毛毛囊减少，且为非瘢痕性脱发，但是 AGA 不会出现骤然脱发。

（七）三角形脱发

三角形脱发的脱发区域呈三角形，幼年起病，之后往往保持不变，而 AGA 病情呈进行性发展，与之可鉴别。

（八）毛发 – 鼻 – 指（趾）综合征

毛发 – 鼻 – 指（趾）综合征是极其罕见的遗传性疾病。颞部毛发稀疏和毛发变细的表现与 AGA 相似，但无空毛囊和毛囊微小化，可予以鉴别。

六、治疗

一旦确诊 AGA，目前有多种治疗方法可供选择。米诺地尔(Minoxidil ）是一种嘧啶衍生物，是男性和女性 AGA 患者的外用治疗药物，需早晚使用，每次 1ml，涂在脱发区域头皮上。米诺地尔的不良反应包括皮肤刺激和多毛症。5% 米诺地尔疗效优于 2% 米诺地尔 [4]。

根据雄激素在男性秃发中的作用。研究显示，口服 5α- 还原酶抑制药是一种有效的治疗方法。非那雄胺（Finasteride）是一种 Ⅱ 型 5α- 还原酶抑制药，而度他雄胺（Dutasteride）能同时抑制 Ⅰ 型和 Ⅱ 型 5α- 还原酶。度他雄胺比非那雄胺降低 DHT 水平的能力更强，但度他雄胺研究尚不多。非那雄胺 1mg/d 已被证实对男性 AGA 患者疗效较好，但美国 FDA 尚未批准其用于女性 AGA 患者。尽管已有一些研究显示非那雄胺对女性 AGA 患者有效，但仍需更多的研究证实。米诺地尔与非那雄胺的疗效比较还需要进一步的研究。这 2 种药物的作用机制不同，临床医生可考虑采用联合治疗。此外，医生还应谨记非那雄胺会降低前列腺特异性抗原（prostate specific antigen，PSA）水平，尤其是对年龄较大的男性患者 [4]。

毛发移植和头皮缝缩术均为 AGA 可行的手术方法。毛囊单位头皮条切取技术（follicular unit transportation，FUT）是最常用的手术方法，该技术的安全性和疗效取决于手术团队。但是毛发移植并不意味着将来脱发的进程会延缓，因此推荐手术移植和非那雄胺联合应用治疗 [4]。

（胡瑞铭　译）

参考文献

[1] Otberg N, Finner AM, Shapiro J. Androgenetic Alopecia. Endocrinol Metab Clin N Am. 2007;36(2):379–98. https://doi.org/10.1016/j.ecl.2007.03.004.

[2] Gan DCC, Sinclair RD. Prevalence of male and female pattern hair loss in Maryborough. J Investig Dermatol Symp Proc. 2005;10(3):184–9. https://doi.org/10.1111/j.1087–0024.2005.10102.x.

[3] Rathnayake D, Sinclair R. Male androgenetic alopecia. Expert Opin Pharmacother. 2010;11(8):1295–304. https://doi.org/10.1517/14656561003752730.

[4] Blumeyer A, Tosti A, Messenger A, Reygagne P, del Marmol V, Spuls PI, Trakatelli M, Finner A, Kiesewetter F, Trüeb R, Rzany B, Blume–Peytavi U. Evidence–based (S3) guideline for the treatment of androgenetic alopecia in women and in men. JDDG: J Dtsch Dermatol Ges. 2011;9:S1–S57.

[5] Norwood OT. Male pattern baldness: classification and incidence. South Med J. 1975;68(11):1359–65.

[6] Olsen EA. Female pattern hair loss. J Am Acad Dermatol. 2001;45(Suppl):S70–80.

[7] Rossi A, Iorio A, Di Nunno D, Priolo L, Fortuna MC, Garelli V, Carlesimo M, Calvieri S, Mari E. Conditions simulating androgenetic alopecia. J Eur Acad Dermatol Venereol. 2015;29:1258–64. https://doi.org/10.1111/jdv.12915.

第 8 章　斑秃

Alopecia Areata

一、概述

斑秃（alopecia areata，AA）是一种非瘢痕性脱发，表现为边界清晰的圆形脱发区域。斑秃是 T 细胞介导的自身免疫病，免疫系统错误地攻击自身毛囊从而导致脱发 [1]。斑秃以突然发生的圆形或卵圆形非瘢痕性脱发斑片，可以自发地缓解或加重为特征 [2]。脱发斑片边界清晰，可能呈现轻度的桃色，偶尔在边缘可见惊叹号样发。惊叹号样发是破损的短发，发干远端比近端粗。受累区域头皮通常光滑，头发完全脱落 [3]。

虽然头皮和胡须部位是斑秃最好发的区域，但斑秃几乎可以累及全身有毛发的部位 [4]。斑秃在儿童和年轻人中的发病率更高。此外，遗传因素影响疾病的易感性和严重度。同卵双胞胎的共患率为 55%，所以斑秃是在环境因素和遗传因素的共同作用下发病的。在具有遗传易感性的斑秃患者中，诱发因素引起针对毛囊的由 $CD8^+$ T 细胞驱动的 Th_1 型自身免疫反应，导致头发脱落 [5]。

斑秃最常见的临床表现是斑片状头发脱落。少数患者尤其儿童可能进展为全部头发脱落（全秃）。若伴全部体毛脱落则称为普秃。网状型斑秃可以看到在某些部位头发脱落的同时，其他脱发部位出现毛发再生的表现[6]。斑秃更易累及有色素头发，无色素头发的再生也相对更快[7, 8]。

斑秃可以引起甲损害。甲病变的发生率为10%～66%，可以累及单个、多个甚至全部指甲。点状凹陷是最常见的斑秃甲营养不良改变，其他改变包括甲纵嵴和甲板增厚。甲营养不良可能持续至斑秃好转后数年[9]（图8–1和图8–2）。

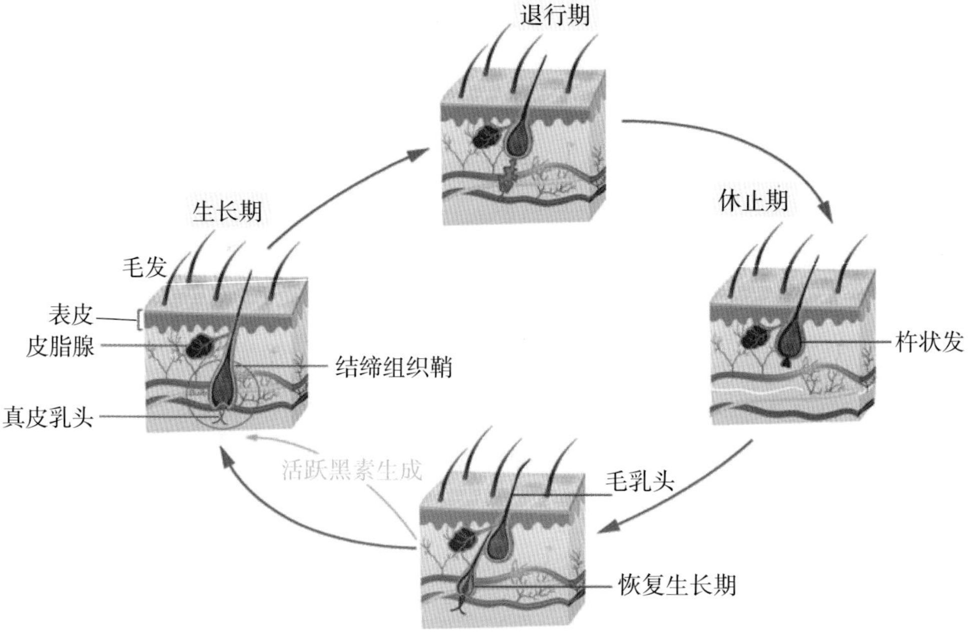

▲ 图 8–1　正常毛发周期

显示了生理性毛发生长周期，从退行期陆续转变至休止期和生长期，然后回到退行期。生长期可见富含色素的毛干活跃地增长。在生长期后的退行期，毛囊结缔组织鞘细胞凋亡，黑素生成暂停，毛囊转变成杵状。休止期持续数月，毛囊处于静止状态，休止期后重回生长期

二、病因学

分子遗传学

斑秃的病因尚未阐明，仍需进一步研究。但一些研究报道显示斑秃发

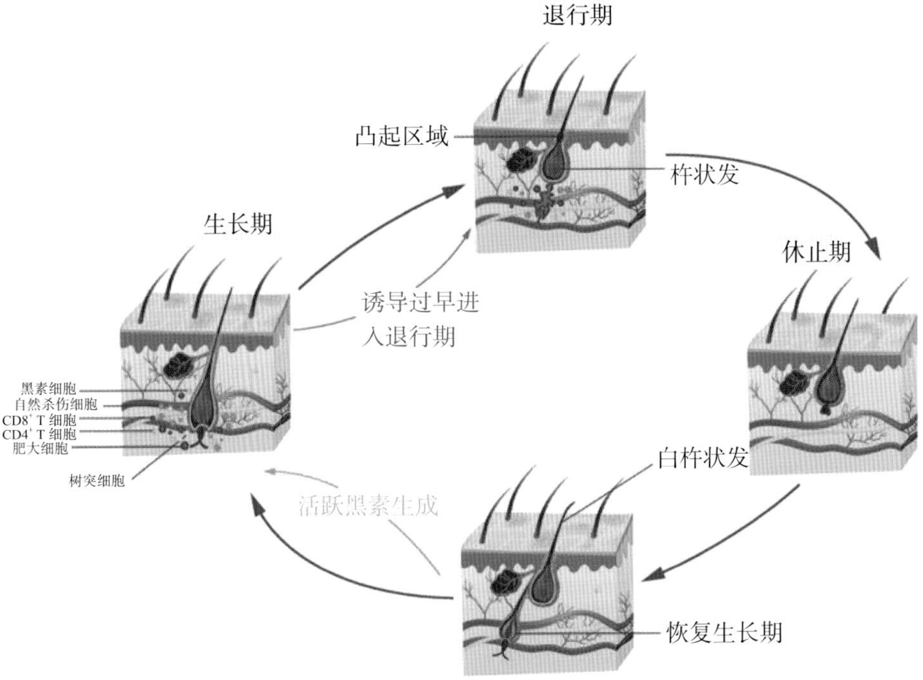

▲ **图 8-2　斑秃的头发周期**

显示了斑秃的发病机制。机体的自身免疫反应攻击毛囊，使毛囊周期缩短、毛发脱落。免疫细胞（包括树突状细胞、肥大细胞、自然杀伤细胞和各种 T 淋巴细胞）聚合攻击于生长期毛囊的毛球，导致毛囊提前进入退行期。因为隆突是毛囊干细胞所在的部位，在退行期毛囊隆突部位受到攻击可造成严重的损害。毛囊干细胞从隆突部位迁移至毛囊深部对于维持正常毛发生长周期至关重要。免疫细胞的浸润和攻击阻碍了干细胞迁移，导致毛囊无法进入下一个生长周期，毛发脱落无法再生

病与遗传相关，如有报道称在同卵双生双胞胎中发生的斑秃脱发模式或发病时间类似 [10, 11]。10%～20% 的斑秃患者至少有 1 名家庭成员也罹患过斑秃 [12–14]。此外，斑秃和各种各样的基因相关，包括主要组织相容性复合体、细胞因子和免疫球蛋白基因 [15]。

此外，斑秃动物模型及人类研究提示斑秃是一种多基因相关的自身免疫性疾病。值得注意的是斑秃的遗传方式不符合孟德尔遗传规律 [16–18]。

三、流行病学

斑秃是最常见的炎症性脱发疾病，全世界患病率为 0.1%～0.2%，一生中罹患斑秃的风险约为 2%。成人、儿童及所有头发类型的人群均可罹患斑秃[4]。斑秃可在任何年龄发病，然而年轻发病者通常更严重，男性发病似乎比女性多[19]。虽然斑秃在 3 岁以下幼儿发病少见，但大部分斑秃患者很年轻，大约 66% 的患者小于 30 岁，只有 20% 的患者大于 40 岁[4]。34%～50% 的斑秃患者在 1 年内恢复，然而 14%～25% 的患者会进展为全秃 / 普秃，全秃 / 普秃恢复的概率小于 10%[20, 21]。

四、诊断 / 临床特征

（一）临床诊断（图 8-3）

突然发生的斑片状脱发、无感染症状、黑点征和惊叹号样发都提示斑秃诊断。目前尚无血液检测可以明确或排除斑秃诊断。在少数病例中，需要考虑一些鉴别诊断，包括慢性盘状红斑狼疮、毛发扁平苔藓、梅毒、牵拉性脱发、肿瘤头皮转移、蕈样肉芽肿或黏蛋白性脱发。弥漫性斑秃的诊断可能比较困难，有时需要进行头皮活检以与休止期脱发相鉴别[3]（表 8-1）。

大部分斑秃可以依据临床表现诊断，其表现为表面光滑的、离散的脱发斑片，除了轻微的红斑，没有其他皮肤改变，脱发斑片扩展边缘处可见惊叹号样发。脱发斑片通常为分散的表面光滑的圆形区域，持续进展数周[22]。在一些病例中，烧灼或瘙痒感可能是预示脱发的前驱症状。头皮和

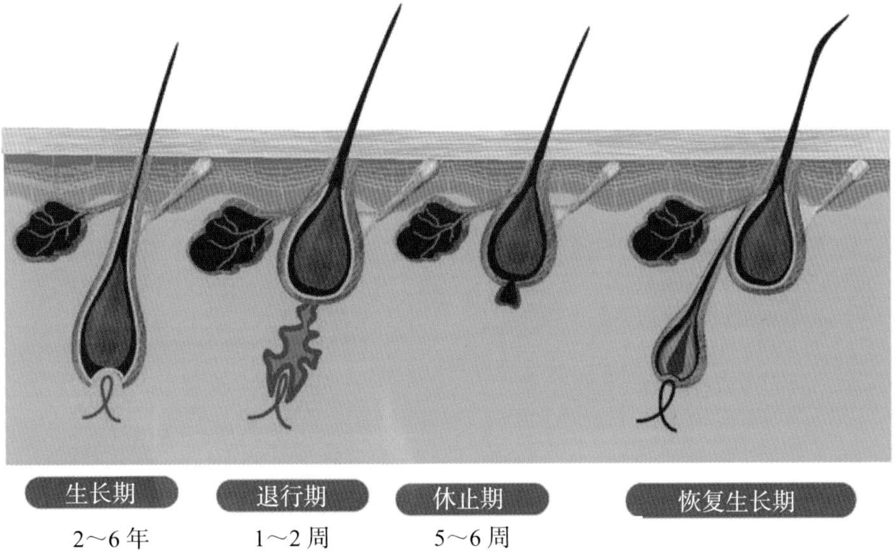

▲ 图 8-3　毛囊周期包括生长期、退行期和休止期

毛乳头是生长期毛囊的一部分，含有大量的血管，给毛囊提供丰富的血供。退行期毛囊与毛乳头分离，毛囊的血供减少。休止期毛囊转变成棒状，随着毛干被推出毛囊，次级毛芽开始向着血供方向增长。在生长早期，毛乳头和毛囊相遇，新发开始生长

胡须处是斑秃最好发的部位，但斑秃可以累及身体任何有毛发的区域。脱发斑片的边缘可见特征性的惊叹号样发，其是从头皮数毫米处折断的短发。惊叹号样发的特征是发干远端比近端粗。斑秃早期可以不累及白发，因此在成人看上去好像所有头发迅速变白。一些患者的头发再生往往是从纤细白色的毳毛开始。

多发斑片型斑秃的患者由于脱发斑片的重叠融合，可以呈现出非特征性的形状和类型 [4]。一些患者表现为少见的反匍行性斑秃，有些情况下临床表现看起来像雄激素性秃发。反匍行性斑秃通常累及额部、颞部和顶部，不影响头皮边缘 [23]。匍行性斑秃累及发际线部位，脱发区域经过后枕部呈环形带状分布。

一些斑片型斑秃是有自限性，头发可自行再生。大约 50% 的局限性斑

表 8–1 斑秃的诊断

临床诊断

- 表面光滑的、离散的脱发斑片，除了轻微的红斑，没有其他皮肤改变
- 脱发斑片扩展边缘处可见惊叹号样发
- 反匍行性斑秃：累及额部、颞部和顶部，不影响头皮边缘
- 甲损害
  - 点状凹陷
  - 粗面甲（甲板粗糙）
  - 脆甲（甲板纵向裂开）
  - 甲半月红点
  - 甲分离（远端甲板与甲床分离）
  - 甲缺失（近端甲板与甲床分离）
- 伴发疾病
  - 特应性皮炎
  - 银屑病
  - 白癜风
  - 红斑狼疮
  - 甲状腺疾病
  - 过敏性鼻炎
  - 焦虑症和抑郁症

↓

活组织检查

- 进行 2 个 4mm 环钻活检，分别制作纵切面和横断面病理切片
  - 斑秃急性期生长期毛囊周围可见炎症浸润，也可见毛囊的损害，如毛囊水肿、细胞坏死、色素失禁和微水疱形成
  - 亚急性期可见退行期和休止期毛囊比例增加、生长期毛囊比例减少
  - 慢性期可见毛囊微小化

片型斑秃在 1 年内恢复，但是很多患者会经历复发[3]。在一些患者中，斑秃可能持续数年并且没有毛发再生。有些患者的部分脱发斑片仍然持续进展，而同时另一部分已进入恢复期。

某些因素似乎会导致斑秃复发或加重[3]。儿童斑秃或重度斑秃（如全秃或普秃）的复发率更高。匍行性斑秃和病程大于 1 年的斑秃患者复发更常见。伴有特应性体质、斑秃甲损害，以及有斑秃家族史的患者也更易复发[3]。

（二）临床特征（表 8–2）

表 8–2　斑秃的临床特征

脱发区域	脱发模式	脱发病程	其他临床特征
• 头皮 • 胡须部位 • 全身有毛发的部位	• 通常为表面光滑的、离散的圆形脱发斑片 • 脱发斑片边缘处可见特征性的惊叹号样发；是超出头皮数毫米折断的短发；特征是发干远端比近端粗 • 反匍行性斑秃：累及额部、颞部和顶部，不影响头皮边缘 • 匍行性斑秃：脱发区域经过后枕部呈环形带状分布	• 可见自发性毛发再生 • 一些病例 ➢ 斑片型斑秃可在 1 年内恢复，但是很多患者会经历复发 ➢ 可能持续数年并且没有毛发再生 ➢ 在同一时段，部分脱发斑片仍然持续进展，而同时另一部分已进入恢复期 ➢ 头发完全脱落（全秃）或全身毛发脱发（普秃）	• 甲损害：可以在斑秃发病之前、之后或者病程中出现 ➢ 粗面甲：甲板粗糙 ➢ 脆甲：甲板纵向裂开，甲半月红点 ➢ 甲分离：远端甲板与甲床分离 ➢ 甲缺失：近端甲板与甲床分离

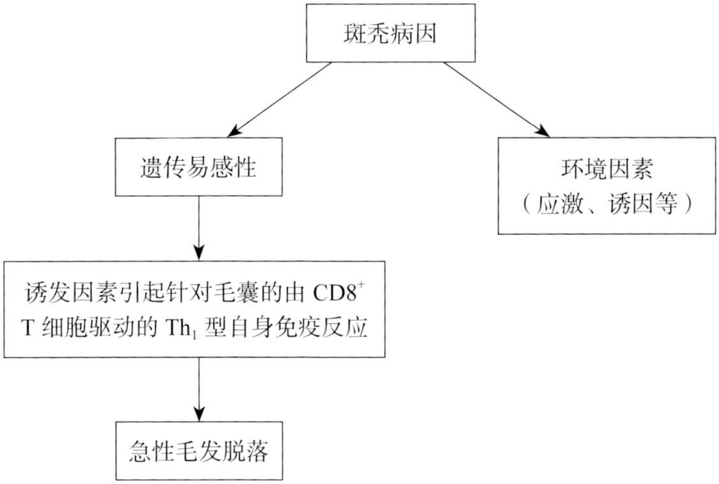

（三）甲损害

7%～66% 的斑秃患者有甲损害[24]。甲损害可以在斑秃发病之前、之后或在病程中出现，包括甲板点状凹陷、粗面甲（甲板粗糙）、脆甲（甲板纵向裂开）、甲半月红点、甲分离（远端甲板与甲床分离）和甲缺失（近端甲板与甲床分离）。甲损害随斑秃病情严重度而增多[24]。

（四）伴发疾病

斑秃与许多疾病相伴发，包括特应性皮炎、银屑病、白癜风、红斑狼疮、甲状腺疾病和过敏性鼻炎[25]。脱发症状对于患者来说非常的痛苦，因此一些精神疾病（如焦虑和抑郁）也可与斑秃相伴发。

（五）活组织检查

斑秃通常根据临床表现诊断，当临床表现不典型时需要活检。建议行2个4mm环钻活检，分别制作纵切面和横断面病理切片。在斑秃急性期，生长期毛囊周围可见炎症浸润，也可见到的毛囊损害包括毛囊水肿、细胞坏死、色素失禁和微水疱形成。亚急性期可见退行期和休止期毛囊比例增加、生长期毛囊比例增加减少。慢性期可见毛囊微小化。

五、鉴别诊断（表8-3）

（一）头癣

头癣是常见的头皮感染性疾病，最常见于6月龄至12岁的儿童[26]。头癣是由皮肤癣菌感染引起，临床表现各异多样，从轻度的脱屑至头皮严重的炎症、脓疱和斑块上大面积头发断裂脱落。病原菌包括各种不同的皮肤癣菌，如奥杜盎小孢子菌、犬小孢子菌、断发毛癣菌和堇色毛癣菌。奥杜盎小孢子菌感染可见数个随机排列的圆形脱发斑片，表面有轻度炎症、

表 8-3 鉴别诊断

鉴别诊断	易感年龄人群	病 因	脱发模式
头癣	6月龄至12岁的儿童	皮肤癣菌包括奥杜盎小孢子菌、犬小孢子菌、断发毛癣菌和堇色毛癣菌	发干肿胀，头发超出皮面即断裂；临床表现各异多样，从轻度的脱屑、脱发至头皮严重的炎症，脓疱和斑块上大面积头发脱落
雄激素性秃发	老年人群患病率高，但发病年龄通常在青少年时期	遗传易感性	进行性脱发；头皮中央区域最常受累
休止期脱发	未知	毛囊周期改变	弥漫性休止期毛发脱落，余无异常
先天性三角形脱发	3—6岁	未知	单侧或双侧的颞部三角形或椭圆形脱发斑片
瘢痕性脱发	未知	炎症浸润在毛囊峡部和漏斗部，从而破坏毛囊干细胞和皮脂腺	永久性脱发，毛囊开口不可见，还可伴有表皮萎缩
拔毛癖（紧张性拔发）	学龄前儿童、青春前期少年或青春期年轻人及成人	与强迫及相关障碍（OCRD）有关，患者反复地拔发导致头发脱落	未知

鳞屑和大量断发。犬小孢子菌是头癣中常见的病原菌，临床表现与奥杜盎小孢子菌感染类似，但炎症和瘙痒更严重。断发毛癣菌和堇色毛癣菌感染的典型表现是发干肿胀导致头发超出皮面即断裂[26]。斑秃也可伴有红斑，但没有脱屑。

（二）雄激素性秃发

雄激素性秃发在男性、女性中呈现不同的进行性脱发分布模式，但头皮中央区域都是最常受累部位[27]。发病与毛囊对双氢睾酮（DHT）遗传易感有关[6]。老年人群中雄激素性秃发患病率高，但发病年龄通常在青少年时期。无论雄激素或非雄激素秃发相关的治疗手段都比较有限。

（三）休止期脱发

休止期脱发是另一种非瘢痕性弥漫性脱发。休止期脱发患者的拉发试验结果呈阳性[28]。休止期毛囊比例占15%～20%即提示异常脱发，比例＞20%可以诊断休止期脱发[29]。休止期脱发的特征是30%～50%的头发在3个月内突然脱落[28]（表8–4）。

（四）三角形脱发

先天性三角形脱发，又称颞部三角形脱发，表现为单侧或双侧的颞部三角形或椭圆形脱发斑片。患儿通常在3—6岁发病。病因尚未明确，考虑与遗传相关[30]。

（五）瘢痕性脱发

瘢痕性脱发是一种永久性瘢痕性和炎症性脱发[31]。毛囊皮脂腺单位破坏导致毛发永久性脱落。瘢痕性脱发的毛囊开口不可见，有时还可见表皮萎缩[32]。斑秃中炎症细胞浸润在毛球周围，而瘢痕性脱发炎症浸润在毛囊峡部和漏斗部，从而破坏毛囊干细胞和皮脂腺[31]。

（六）紧张性拔发（拔毛癖）

拔毛癖患者有拔毛的癖好，最常见于三类人群，包括学龄前儿童、青春前期少年或青春期年轻人及成人[33]。儿童患者病程通常有自限性，而成人拔毛癖患者合并精神疾病的发病率高。拔毛癖患者心理有拔发的念头和情绪紧张，拔发后心理得到缓解[34]。拔毛癖也可能伴有一些瘢痕[28]。

表 8–4 休止期脱发和斑秃的临床特征比较

	休止期脱发	斑 秃
脱发模式	• 急性休止期脱发：头发过度脱落 • 慢性弥漫性脱发：休止期毛发比例增多导致脱发，不伴有头皮中央区域稀疏和毛囊微小化	• 表面光滑的、离散的脱发斑片伴有轻度红斑 • 扩展的脱发斑片边缘见惊叹号样发 ➢ 反匍行性斑秃，与雄激素性秃发相似。累及额部、颞部和顶部，不影响边缘 ➢ 匍行性斑秃，枕部脱发 ➢ 甲损害，甲板点状凹陷、粗面甲（甲板粗糙）、脆甲（甲板纵向裂开）、甲半月红点、甲分离（远端甲板与甲床分离）和甲缺失（近端甲板与甲床分离）
脱发病程	• 诱发事件后 2～3 个月起病 • 持续超过 6 个月	• 病程平均 10 个月左右，但是可以从 1 周至 8 年
脱发病因	• 高热、外伤、突然的饥饿、出血或开始某种新药治疗（肝素维 A 酸、普萘洛尔、卡托普利、别嘌醇）等 • 甲状腺疾病、缺铁、肠病性肢端皮炎、系统性红斑狼疮、皮肌炎和营养不良	• 环境与遗传的复杂共同作用 • 遗传–诱发因素引起由 $CD8^+$ T 细胞驱动的针对毛囊的 Th_1 型自身免疫反应
诊断	• 拉发试验呈强阳性。头顶和头皮边缘的休止期头发大量脱落。指甲可见 Beau 线。休止期毛发的毛球无色素也无内毛根鞘，可与生长期毛发鉴别 • 排除性诊断——毛囊生长期缩短	• 进行 2 个 4mm 环钻活检，分别制作纵切面和横断面病理切片 ➢ 急性期——生长期毛囊周围可见炎症浸润，也可见毛囊的损害包括毛囊水肿、细胞坏死、色素失禁和微水疱形成 ➢ 亚急性期——可见退行期和休止期毛囊比例增加、生长期毛囊比例增加减少 ➢ 慢性期——常可见毛囊微小化

六、治疗

以下是全面的斑秃治疗流程（表 8–5）。

表 8-5　斑秃的治疗

一线治疗

- 皮损内注射皮质类固醇治疗局限性斑秃
  - ➢ 眉毛或胡须部位选择 1～5.0mg/ml 曲安奈德注射于浅层皮下组织
  - ➢ 头皮部位选择 2.5～10mg/ml 曲安奈德注射于浅层皮下组织。间隔 1cm 分点注射（≤ 0.1ml）
    - – 每 4～6 周注射 1 次
    - – 头皮剂量不超过 20mg

或

- 局部免疫治疗用于治疗泛发性斑秃或复发性斑秃
  - ➢ 初始使用 2% DPCP 涂于 4cm×4cm 的头皮区域
  - ➢ 1～2 周后局部再外用 0.001% DPCP。每周重复 1 次，逐渐将剂量提高到 2%
- 儿童斑秃
  - ➢ 外用米诺地尔和局部免疫治疗也可作为治疗选择

↓

评估疗效

- 毛发预期于注射后 6～8 周再生。主要不良反应为皮肤点状萎缩，但有自限性
- 理想情况下治疗 3 个月可见头发再生，头发完全再生后可减量。可能的不良反应包括严重的皮炎

↓

恢复

- 如果治疗 6～8 周后出现毛发再生，则继续注射直至达到满意的毛发再生程度
- 理想情况下治疗 3 个月可见头发再生，头发完全再生后可减量

未恢复

- 如果治疗 6 个月未见毛发再生，则需考虑采取其他治疗手段

↓

系统糖皮质激素治疗

- 免疫调节药**
  - ➢ 用于复发和泛发性斑秃
    - – 柳氮磺吡啶
    - – 甲氨蝶呤
    - – 环孢素
    - – 硫唑嘌呤
    - – JAK 抑制药

**. 这些药物治疗的复发率高、疗效数据有限且有潜在的不良反应，因此仅限用于顽固性难治病例

二线治疗

- 米诺地尔
  - ➢ 非处方药，每日 2 次外用，通常联合皮损内注射皮质类固醇治疗
- 地蒽酚
- 窄波 UVB 光疗、光化学疗法 (PUVA) 和准分子激光

（一）一线治疗

皮损内注射皮质类固醇是局限性斑秃的一线治疗方法。治疗目的是控制脱发并促进毛发再生。斑秃皮损内注射曲安奈德疗法已应用40余年[35]。研究显示注射于新、旧皮损处，可见毛发再生[35-38]。

眉毛或胡须部位选择1～5.0mg/ml曲安奈德注射于浅层皮下组织。头皮部位选择2.5～10mg/ml曲安奈德注射于浅层皮下组织。间隔1cm分点注射（≤0.1ml）[4]。毛发预期于注射后6～8周再生。每4～6周注射1次[3]。头皮剂量不超过20mg。如果治疗6个月未见毛发再生，则需考虑采取其他治疗手段[3]。主要不良反应为皮肤点状萎缩，但有自限性。外用皮质类固醇可作为不耐受皮损内注射皮质类固醇的儿童或成人患者的一线治疗，局部免疫治疗是泛发性斑秃或复发性斑秃的一线治疗。

1. 皮质类固醇霜

皮质类固醇霜、乳膏或溶液经常被用于治疗斑秃。然而只有两项安慰剂对照研究满足循证医学规范，两项研究均显示0.05%丙酸氯倍他索局部治疗有效[39, 40]，但对全秃或普秃患者无效[40]。应用0.05%丙酸氯倍他索软膏封包对全秃或普秃疗效更佳。Tosti报道每周6个晚上应用0.05%丙酸氯倍他索软膏封包治疗连续6个月，对全秃和普秃患者的有效率为17.8%[40]。因此，外用皮质类固醇仅推荐使用0.05%丙酸氯倍他索，对于重度斑秃患者，即使联合封包疗法也仅对部分患者有效。丙酸氯倍他索泡沫专门用于斑片型斑秃。

2. 局部免疫治疗

局部免疫治疗是在头皮局部诱发接触性皮炎。接触性致敏剂包括二硝基氯苯（DNCB）、方形酸二丁酯、二苯环丙烯酮（DPCP）。目前认为DNCB有潜在致癌性，因此不再使用。DPCP由于其功效、安全性及保存期限长而被最常使用。局部免疫治疗应在诊所进行，初始使用 2% DPCP 涂于 4cm × 4cm 的头皮区域。1～2 周后局部再外用 0.001% DPCP。每周重复 1 次，逐渐将剂量提高到 2%。理想情况下治疗 3 个月可见头发再生，头发完全再生后可减量。可能的不良反应包括严重的皮炎、淋巴结病和流感样不适症状 [41]。

（二）二线治疗

二线治疗包括米诺地尔、地蒽酚和光化学疗法 [41]。米诺地尔是非处方药，每日 2 次外用，通常联合皮损内注射皮质类固醇治疗。关于米诺地尔和地蒽酚临床疗效的数据很少。脱发面积大于 75% 头皮面积、全秃或普秃患者，如果对局部免疫治疗存在禁忌或不接受，可以尝试光化学疗法。治疗通常需要 4～6 个月。

（三）系统治疗

系统糖皮质激素可用于复发性和泛发性斑秃 [42]。柳氮磺吡啶、甲氨蝶呤、环孢素和硫唑嘌呤也可使用，但是由于这些药物治疗的复发率高、疗效数据有限且有潜在的不良反应，因此仅限用于顽固性难治病例。JAK 激酶抑制药是一类口服新药，在重度斑秃包括全秃、普秃的治疗上有很好的应用前景，但是仍需进一步的研究明确其疗效和不良反应。

（四）儿童斑秃的治疗

考虑到不良反应和耐受性，儿童斑秃的治疗选择更有限 [43]。皮损内注射糖皮质激素是成人斑秃的一线治疗，然而考虑到患儿的耐受度，儿童斑秃的一线治疗主要是外用强效激素 [9]。外用米诺地尔、光疗和局部免疫治疗也可作为儿童斑秃的治疗选择。

七、斑秃共患疾病

由于斑秃的自身免疫性发病机制，使其与其他自身免疫病相关，如甲状腺疾病、糖尿病、炎症性肠病、系统性红斑狼疮、类风湿关节炎、银屑病和银屑病性关节炎[44]。斑秃也与过敏相关，如过敏性鼻炎、哮喘和（或）特应性皮炎、接触性皮炎和其他湿疹。斑秃与精神疾病（如抑郁症和焦虑症）也相关，还与胃食管反流病、高脂血症和高血压亦相关[25]。

（盛友渔　译）

参考文献

[1] Islam N, Leung PS, Huntley AC, Gershwin ME. The autoimmune basis of alopecia areata: a comprehensive review. Autoimmun Rev. 2015;14(2):81–9.
[2] García-Hernández MJ, Ruiz-Doblado S, Rodriguez-Pichardo A, Camacho F. Alopecia areata, stress and psychiatric disorders: a review. J Dermatol. 1999;26(10):625–32.
[3] Alkhalifah A, Alsantali A, Wang E, KJ ME, Shapiro J. Alopecia areata update: part I. Clinical picture, histopathology, and pathogenesis. J Am Acad Dermatol. 2010;62(2): 177–88.
[4] Gilhar A, Etzioni A, Paus R. Alopecia areata. N Engl J Med. 2012;366(16):1515–25.
[5] Hordinsky MK. Overview of alopecia areata. J Investig Dermatol Symp Proc. 2013;16(1): S13–5. Elsevier.
[6] Watkins J. Alopecia, part 1: non-scarring forms. Pract Nurs. 2009;20(7):358–63.
[7] Tobin DJ, Fenton DA, Kendall MD. Ultrastructural observations on the hair bulb melanocytes and melanosomes in acute alopecia areata. J Investig Dermatol. 1990;94(6):803–7.
[8] Wade MS, Sinclair RD. Persistent depigmented regrowth after alopecia areata. J Am Acad Dermatol. 2002;46(4):619–20.
[9] Madani S, Shapiro J. Alopecia areata update. J Am Acad Dermatol. 2000;42(4):549–66.
[10] Hendren OS. Identical alopecia areata in identical twins. Arch Dermatol Syphilol. 1949;60(5_PART_I):793–5.
[11] Weidman AI, Zion LS, Mamelok AE. Alopecia areata occurring simultaneously in identical twins. AMA Arch Derm. 1956;74(4):424–6.
[12] Shelton JM, Hollander L. Alopecia Totalis in father and daughter: report of cases. Arch Dermatol Syphilol. 1942;46(1):137–8.
[13] Hordinsky MK, Hallgren H, Nelson D, Filipovich AH. Familial alopecia areata: HLA antigens and autoantibody formation in an American family. Arch Dermatol. 1984;120(4):464–8.
[14] Valsecchi R, Vicari O, Frigeni A, Foiadelli L, Naldi L, Cainelli T. Familial alopecia areata--genetic susceptibility or coincidence? Acta Derm Venereol. 1984;65(2):175–7.

[15] MacDonald Hull S, Wood ML, Hutchinson PE, Sladden M, Messenger AG. Guidelines for the management of alopecia areata. Br J Dermatol. 2003;149(4):692–9.
[16] Van der Steen P, Traupe H, Happle R, Boezeman J, Sträter R, Hamm H. The genetic risk for alopecia areata in first degree relatives of severely affected patients. An estimate. Acta Derm Venereol. 1992;72(5):373–5.
[17] Shellow WV, Edwards JE, Koo JY. Profile of alopecia areata: a questionnaire analysis of patient and family. Int J Dermatol. 1992;31(3):186–9.
[18] Colombe BW, Lou CD, Price VH. The genetic basis of alopecia areata: HLA associations with patchy alopecia areata versus alopecia totalis and alopecia universalis. J Investig Dermatol Symp Proc. 1999;4(3):216–9. Elsevier
[19] Alzolibani A. Epidemiologic and genetic characteristics of alopecia areata (part 1). Acta Dermatoven APA. 2011;20(4):191–8.
[20] Walker SA, Rothman S. Alopecia Areata1: a statistical study and consideration of endocrine influences. J Investig Dermatol. 1950;14(6):403–13.
[21] Molin L. Aspects of the natural history of herpes zoster. A follow–up investigation of outpatient material. Acta Dermato Venereologica. 1969;49(6):569–83.
[22] Chartier MB, Hoss DM, Grant–Kels JM. Approach to the adult female patient with diffuse nonscarring alopecia. J Am Acad Dermatol. 2002;47(6):809–18.
[23] Muñoz MA, Camacho FM. Sisaipho: a new form of presentation of alopecia areata. Arch Dermatol. 1996;132(10):1255–6.
[24] Kasumagic–Halilovic E, Prohic A. Nail changes in alopecia areata: frequency and clinical presentation. J Eur Acad Dermatol Venereol. 2009;23(2):240–1.
[25] Chu S–Y, Chen Y–J, Tseng W–C, Lin M–W, Chen T–J, Hwang C–Y, et al. Comorbidity profiles among patients with alopecia areata: the importance of onset age, a nationwide population–based study. J Am Acad Dermatol. 2011;65(5):949–56.
[26] Hay RJ. Tinea capitis: current status. Mycopathologia. 2017;182(1–2):87–93.
[27] Varothai S, Bergfeld WF. Androgenetic alopecia: an evidence–based treatment update. Am J Clin Dermatol. 2014;15(3):217–30.
[28] Mounsey AL, Reed SW. Diagnosing and treating hair loss. Am Fam Physician. 2009;15:80(4).
[29] Liyanage D, Sinclair R. Telogen Effluvium. Cosmetics. 2016;3(2):13.
[30] Kudligi C, Bhagwat PV, Eshwarrao MS, Tandon N. Giant congenital triangular alopecia mimicking alopecia areata. Int J trichology. 2012;4(1):51.
[31] Price V, Mirmirani P, editors. Cicatricial alopecia: an approach to diagnosis and management. New York: Springer Science & Business Media; 2011.
[32] Dogra S, Sarangal R. What's new in cicatricial alopecia. Indian J Dermatol Venereol Leprol. 2013;79(5):576.
[33] Sah DE, Koo J, Price VH. Trichotillomania. Dermatol Ther. 2008;21(1):13–21.
[34] Walsh KH, McDougle CJ. Trichotillomania. Am J Clin Dermatol. 2001;2(5):327–33.
[35] Kalkoff K, Macher E. Growing of hair in alopecia areata & maligna after intracutaneous hydrocortisone injection. Der Hautarzt. Zeitschrift fur Dermatologie, Venerologie, und verwandte Gebiete. 1958;9(10):441–51.
[36] Porter D, Burton J. A comparison of intra–lesional triaminolone hexa–cetonide and triamcinolone acetonide in alopecia areata. Br J Dermatol. 1971;85(3):272–3.
[37] Fülöp E, Vajda Z. Experimental studies on therapeutic and adverse effects of intrafocal steroid treatment. Dermatol Monatsschr. 1971;157(4):269–77.
[38] Abell E, Munro D. Intralesional treatment of alopecia areata with triamcinolone acetonide by jet injector. Br J Dermatol. 1973;88(1):55–60.
[39] Tosti A, Piraccini BM, Pazzaglia M, Vincenzi C. Clobetasol propionate 0.05% under occlusion in

the treatment of alopecia totalis/universalis. J Am Acad Dermatol. 2003;49(1):96–8.

[40] Tosti A, Bellavista S, Iorizzo M. Alopecia areata: a long term follow–up study of 191 patients. J Am Acad Dermatol. 2006;55(3):438–41.

[41] Kamath G. A clinical study of alopecia areata and to evaluate of the efficacy of 0.03% topical tacrolimus in its treatment. Hospital. 2004;2006.

[42] Otberg N. Systemic treatment for alopecia areata. Dermatol Ther. 2011;24(3):320–5.

[43] Harrison S, Sinclair R. Telogeneffluvium. H&G Zeitschrift für Hautkrankheiten. 2002;77(7–8):351–8.

[44] Huang KP, Mullangi S, Guo Y, Qureshi AA. Autoimmune, atopic, and mental health comorbid conditions associated with alopecia areata in the united states. JAMA Dermatology. 2013;149(7):789–94. https://doi.org/10.1001/jamadermatol.2013.3049.

第9章 头 癣

Tinea Capitis

一、概述

头癣（tinea capitis）是毛癣菌属及小孢子菌属等皮肤癣菌引起的头皮感染[1]。头癣主要累及儿童，成人感染不常见。在美国须癣毛癣菌是引起头癣最常见的皮肤癣菌，其次为犬小孢子菌[1, 2]。须癣毛癣菌引起的头癣较常累及非裔人群。紫色毛癣菌为非洲地方性流行致病菌，因外来移民的可能，在美国也在增加。须癣毛癣菌及犬小孢子菌亦为欧洲头癣的常见致病菌。奥杜盎小孢子菌非常常见，但因社会及治疗的进步，其发病率有所下降。奥杜盎小孢子菌已在欧洲再次出现，并且可能会在美国再次出现[1]。

二、流行病学

头癣主要累及儿童，发病的高峰年龄为3—7岁[3]。头癣在成人中少见，推测可能由于成人抑菌性皮脂的产生，因此在该人群中不常见。免疫功能低下的人群感染风险增加，社会经济地位低、拥挤的居住环境及庞大的家庭规模与头癣的高发病率有关。据报道，美国发病率最高的是社会经济地位低的学龄期儿童，并且主要是非裔美国儿童[3]。

三、临床表现 / 体格检查

头癣经典的临床表现为三联征，即头皮脱屑、脱发、颈部淋巴结肿大。

原发性皮损常见于头皮枕部区域，常表现为一处或多处圆形片状脱屑或脱发，可出现头皮瘙痒，炎症反应较重的病例可出现发热、疼痛及淋巴结病[2]。

因致病菌及个体的宿主反应不同，头癣有不同的临床表现[4]，可见发内型、发外型和脓癣。

须癣毛癣菌引起发内型感染，导致毛发超出头皮处折断，表现为“黑点样”外观。奥杜盎小孢子菌引起的头癣出现干脂溢性脱发的发外型表现[4]。第 3 种临床表现为脓癣，表现为脓性斑块，伴脓肿形成及脱发。脓癣型表现的患者可能伴有系统症状及淋巴结病，该型表现如处理不及时，可致永久性脱发。如误诊为细菌感染，引流并抗生素治疗，可能引起疾病加重，增加永久性脱发的风险。头癣患者常伴有耳后及颈部淋巴结病，可帮助与斑秃等其他疾病鉴别。头癣最常见的表现为脱发，可伴有或不伴有鳞屑，可累及局部头皮或整个头皮[4]。

因侵入毛发的致病菌不同，头癣有 3 种毛发的侵入方式，如下所示。

- 发内型：由毛癣菌属引起，临床可表现为黑点或脓癣，毛干内可见无荧光的分节孢子。须癣毛癣菌及紫色毛癣菌为引起此种毛发侵入类型的致病菌[4]。
- 发外型：可由小孢子菌或毛癣菌属引起。临床表现为斑片型 / 鳞屑型秃发，炎症不明显（与斑秃十分相像），也可表现为脓癣。在此种毛发侵入类型中，分节孢子的菌丝围绕毛干，引起角质层破坏。伍氏灯检查，某些小孢子菌属菌种引起的发外型毛干侵犯有荧光，某些小孢子菌及毛癣菌属菌种亦可无荧光[4]。

• 黄癣：大多数病例由许兰毛癣菌引起，是皮肤癣菌感染的严重类型。毛干内可见菌丝及气泡，伍氏灯检查示蓝白色荧光。黄癣表现为有菌丝的黄色厚痂[5]（图 9–1）。

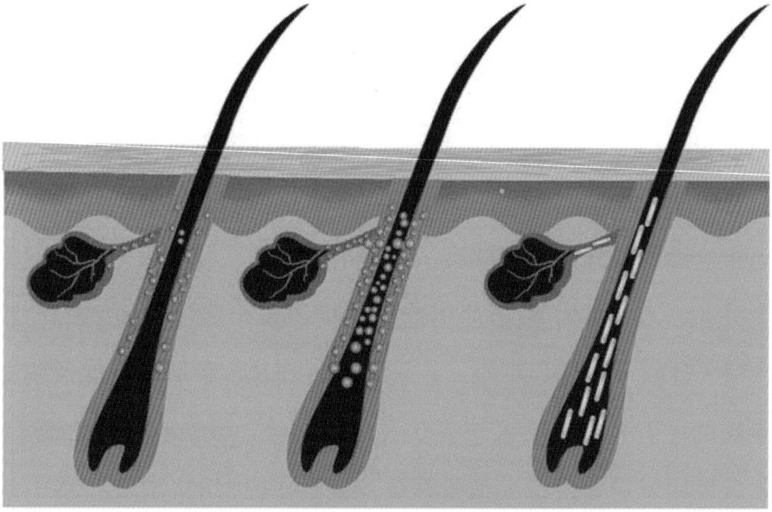

▲ **图 9–1　3 种毛发侵入类型及治病皮肤癣菌**
修改自 Bolognia 等[5]

四、诊断检查

• KOH 检查：检查皮损处拔出的毛发，而不是皮屑。因为在毛干中可以找到须癣毛癣菌孢子或须癣毛癣菌孢子黏附于毛干上，而在皮屑中找不到，因此不采用皮屑。

• Wood 灯检查：见图 9–1。

• 如诊断不明确，可行毛发及皮屑真菌培养。可使用真菌培养基，如沙堡弱凝胶。

• 如已开始治疗，真菌培养帮助不大，在这些病例中，用真菌染色病理活检检查可有助于确诊（表 9–1）。

表 9–1 头癣的鉴别诊断

疾 病	鉴别要素
银屑病	边界清楚的红色斑块，伴厚的银白色鳞屑，银屑病可见于头皮及身体伸侧
脂溢性皮炎	一般不引起脱发，不伴炎症。伴弥漫性均匀细小鳞屑，与头癣不同，不呈局限性
特应性皮炎	与头癣较局限相比，头皮表现为弥漫性皮疹，身体其他部位亦有皮疹，而头癣仅见于头皮。儿童中特应性皮炎可与头癣伴发
石棉样糠疹	常表现为单发的孤立斑片，有一层厚的石棉样鳞屑，鳞屑黏着
单纯性苔藓	表现为皮肤增厚呈“鹅卵石”样外观，常见于颈后，毛发破坏，不伴鳞屑
斑秃	表现为边界清楚的斑片，不伴有炎症及鳞屑，斑秃有惊叹号样发，但与头癣不同的是，毛发不被真菌包绕
瘢痕性脱发	头皮盘状红斑狼疮及扁平苔藓可引起完整毛发的毛囊周围炎症，这些瘢痕性秃发亦可引起其他部位皮损，头皮脓肿性穿掘性毛囊周围炎亦可与头癣相似
拔毛癖	拔毛癖亦可表现为毛发破坏，长短不齐，但鉴别特征为毛干及头皮正常
肿瘤	肿瘤与脓癣表现鉴别，肿瘤生长缓慢，主要见于老年人，有乳腺癌及黑素瘤等肿瘤病史的患者可有头皮转移
脓疱疮	脓疱疮表现为结痂，炎症轻，但毛发完整。痈侵犯更深，有明显疼痛，可与脓癣鉴别

五、治疗

因为慢性未治疗的头癣可导致永久性瘢痕性脱发，因此真菌感染的早期治疗在头癣中非常重要。因需进入毛囊，所以必须口服药物治疗。

（一）儿童

灰黄霉素为金标准，可用于2岁以上儿童。微粒灰黄霉素（Microsize Griseofulvin）10～25mg/kg每日1次口服或分2次口服［最大剂量1g/d；头癣，推荐使用更高剂量20～25mg/(kg·d)］或超微粒（ultralmicrosize）灰黄霉素，5～15mg/kg口服（最大剂量750mg/d）每日1次口服或分2次口服[3]。

- 灰黄霉素应在食用冰激凌或花生酱等脂肪饮食后口服。
- 灰黄霉素应服用6～8周，并且病情恢复后（毛发重新生长）继续服用2周。

（二）成人

微粒灰黄霉素500mg每日1次口服或分2次口服。其他选择为超微粒灰黄霉素375mg每日1次口服或分2次口服。需治疗4～6周[3]。

（三）新的治疗选择

口服特比萘芬、伊曲康唑或氟康唑的疗效及安全性与灰黄霉素相当，且治疗周期短，依从性更好[3]。

这些药物可以作为对灰黄霉素耐药或过敏患者的二线治疗。用药时，需行全血细胞计数、肝功能及肾功能的基线检验及监测[3]。

- 特比萘芬——疗程4周（未批准用于儿童）。
- 体重＜20kg患者剂量为67.5mg/d，20～40kg患者为125mg/d，体重＞40kg患者250mg/d。
- 临床有效性与灰黄霉素相似[3]。

• 伊曲康唑——每日 3.5mg/kg，疗程 4～6 周，或冲击疗法每日 5mg/kg 每月口服 1 周，共计 2～3 个月（未批准用于儿童）[3]。

• 氟康唑——唯一批准用于 2 岁以下儿童的抗真菌制剂，剂量为 6mg/(kg·d)，儿童共 6 周（成人 3～6 周），或每周 8mg/kg，共 8～12 周（成人每周最多 150mg）[3]。

头癣具传染性，因此所有与头癣患者同住者均应行头癣检查，并且在患者治愈前规律使用抗真菌洗发水（隔天 1 次）。抗真菌洗发水如 2% 酮康唑或 2.5% 二硫化硒[3]。患者的梳子、帽子均应丢弃，并且同住者亦不能再使用。患者治愈前每 2～4 周均应行伍氏灯、镜检及真菌培养检查。儿童一旦开始系统口服药物治疗，不需剃光头发，可以返回学校或幼儿园[3]。

如果头癣伴有明显的炎症反应，可以加用泼尼松每日 40mg［儿童 1mg/(kg · d)］，并在 2 周内逐渐减量[3]。

（赵 颖 **译**）

参考文献

[1] Gupta AK, Summerbell RC. Tinea capitis. Med Mycol. 2000;38(4):255–87. https://doi.org/10.1080/714030949.

[2] Seebacher C, Abeck D, Brasch J, Cornely O, Daeschlein G, Effendy I, et al. Tinea capitis. JDDG: J Dtsch Dermatol Ges. 2006;4(12):1085–91. https://doi.org/10.1111/j.1610–0387.2006.06133.x.

[3] Ferri FF. Pemphigus Vulgaris. Ferri's clinical advisor 2017 (945–946). Elsevier; 2017.

[4] John AM, Schwartz RA, Janniger CK. The kerion: an angry tinea capitis. Int J Dermatol. 2016. https://doi.org/10.1111/ijd.13423.

[5] Bolognia JL, Jorizzo JL, Schaffer JV. Dermatology. 3rd ed. Amsterdam: Elsevier; 2012.

第四篇

局灶性脱发：创伤性脱发

Focal Alopecia: Traumatic Hair Loss

第 10 章　拔毛癖（习惯性拔毛疾病）

Trichotillomania (Hair Pulling Disorder)

一、概述

拔毛癖（trichotillomania）是一种属于精神疾病分类与诊断标准 DSM–5 中的强迫症相关疾病（obsessive–compulsive–related disorder，OCRD），患者反复拉扯扭转自己的头发、眉毛及睫毛，导致脱发[1]。

二、流行病学与危险因素

拔毛癖被列为 DSM–5 中的一种强迫症相关疾病。拔毛癖和其他强迫症相关疾病的发病机制类似，但拔毛癖的遗传倾向中等。在双胞胎的研究中，发现拔毛癖的遗传是有意义的。然而在不同的研究中和使用不同的研究方法，遗传倾向程度具有一定的差异[2]。拔毛癖相关的环境危险因素尚不确定。然而创伤后应激综合征和拔毛 / 自残行为之间存在负相关关系，这表明拔毛癖和创伤的应对机制相关[3]。拔毛癖的患病率为 0.05%～2%，但没有大规模的流行病学研究，男女比例为（2～7）：1[4]。

5 岁以下儿童发生的拔毛癖通常被归类为良性，一般不会持续到更大的年龄。拔毛或拉扯毛发的行为习惯类似于吸吮或咬指甲，通常小孩在睡前或无意识时发生，或是其探索世界的一种方式。该疾病平均发病年龄为 9—13 岁。在该年龄段，拔毛癖通常表现为慢性，并可延续到成年。发生在成年期的拔毛癖通常是由于精神因素所致，大多患者自诉在早期无拔毛相关病史 [5]。

三、病理生理学

拔毛癖的病理生理学并未完全被阐明。然而，影像学技术已表明拔毛癖是一种神经认知障碍。该技术显示脑部部分区域灰质密度降低，而部分区域的灰质密度增加。该技术还提示了拔毛癖患者白质束的破坏。明确拔毛癖的病理生理学机制，需要对影像学技术和神经认知进一步研究 [6]。

四、诊断

拔毛癖被列为 DSM-5 中的强迫症相关疾病中的一种，并遵循以下 5 个诊断标准。

- 经常有拔毛的冲动，导致毛发缺失。
- 反复尝试减少或克制拔毛行为。
- 拔毛的行为引起社交、职业或其他重要功能领域的困扰或损害。
- 拔毛或脱发不能归因于另一种疾病（如皮肤病）。
- 拔毛的行为不能被另一种精神症状更好地解释（如试图改善外观或身体畸形的缺陷）。

拔毛可能发生在身体的任何部位，最常见的为头发、眉毛和眼睫毛。有时拔毛和其他身体相关行为有关，如咬指甲、搔抓皮肤或咬嘴唇。患者往往会在与外界接触时掩盖自己的拔毛倾向，并会用化妆或其他技术遮掩脱发区。该类患者牵拉毛发，可能因为瘙痒或拔毛后的自我满足感，或者只是一种无意识的自然发生的行为[7]。

临床上，患者可能在某些部位出现完全性脱发，而在另一些部位可见稀疏的毛发。该疾病的毛发可呈现不同状态，如毛发断裂、长度不等或毛囊炎。特殊的毛发形态是诊断的线索，包括“Friar Tuck”模式，即毛发在下枕骨残留，而其他的毛发均已被拔除。这是因为枕部的毛发患者难以接触到。拔毛癖患者的脱发区一般不会出现瘢痕或炎症。如果患者否认拔毛行为，组织学可以帮助诊断。组织学形态可见大量空的生长期毛囊，退行期和休止期毛囊比例增加。拔毛癖患者头皮活检术还可见到色素管型和毛囊周围出血[5]。

五、鉴别诊断

若患者承认自己的拔毛倾向，将有利于拔毛癖的诊断。然而通常患者会否认拔毛史，临床上必须进行相关鉴别。

（一）斑秃

与拔毛癖头皮的断发相比，斑秃的脱发区形状规则、光滑。拔毛试验在斑秃中为阳性而在拔毛癖中为阴性。斑秃的指甲可能会出现凹陷，而拔毛癖指甲大多无异常表现。在拔毛癖中，通常只有上睫毛受影响，因为下睫毛较难拉扯，而斑秃则表现为上下睫毛均可脱落或脱成斑片状[5]。

（二）头癣

脱发有瘢痕的特点。KOH 制剂将有助于诊断。

（三）牵拉性脱发

发型可有助于临床上诊断，脱发通常由于牵引或牵拉所致[5]。

（四）生长期毛发松动综合征

拉发试验为阳性，通常发生于毛发生长缓慢的儿童。显微镜下显示无破损及变形的生长期毛球部，内根鞘将退行消失，角质层出现褶皱的外观[5]。

六、治疗

拔毛癖的治疗方案制订取决于患者的年龄。幼儿发生拔毛癖者，通常建议由家长来引导和指导以改掉拔毛的习惯。一般随着年龄的增长，患儿会纠正拔毛行为，就像停止吮指一样。如果发生于较大年龄的拔毛癖，可建议患者至精神科行心理治疗，因为成人发病通常由于不同的精神障碍造成。年轻人的治疗建议采取三步法，首先是家庭干预，如使用远节手指[5]。其次，家庭治疗后，建议行心理治疗，如行为疗法。行为疗法包括习惯逆转疗法、接收和承诺疗法、辩证行为疗法和认知行为疗法[1]。最后，拔毛癖的药物治疗包括选择性 5- 羟色胺再摄取抑制药（SSRI）、谷氨酸盐调节药、三环类抗抑郁药和大麻素药物等。然而，目前尚无研究证明单一的药物对于拔毛癖的治疗是可靠、有效且可行长期治疗的。药物治疗和心理治疗相比较，表明后者治疗拔毛癖更为有效[1]。

（周丽娟　译）

参考文献

[1] Grant JE, Chamberlain SR. Trichotillomania. Am J Psychiatr. 2016;173(9):868–74. https://doi.org/10.1176/appi.ajp.2016.15111432.
[2] Monzani B, Rijsdijk F, Harris J, Mataix–Cols D. The structure of genetic and environmental risk factors for dimensional representations of DSM–5 obsessive–compulsive Spectrum disorders. JAMA Psychiat. 2014;71(2):182–9. https://doi.org/10.1001/jamapsychiatry.2013.3524.
[3] Özten E, Sayar GH, Eryılmaz G, Kağan G, Işık S, Karamustafalıoğlu O. The relationship of psychological trauma with trichotillomania and skin picking. (2015). Retrieved April 27, 2017, from https://www.dovepress.com/the–relationship–of–psychological–trauma–with–trichotillomania–and–skpeer–reviewed–article–NDT.
[4] Grzesiak M, Reich A, Szepietowski JC, Hadrys T, Pacan P. Trichotillomania among young adults: prevalence and comorbidity. Acta Derm Venereol. 2017;97(4):509–12. https://doi.org/10.2340/00015555–2565.
[5] Sah DE, Koo J, Price VH. Trichotillomania. Dermatol Ther. 2008;21(1):13–21.
[6] Chamberlain SR, Hampshire A, Menzies LA, Garyfallidis E, Grant JE, Odlaug BL, Craig K, Fineberg N, Sahakian BJ. Reduced brain white matter integrity in trichotillomania. A diffusion tensor imaging study. Arch Gen Psychiatry. 2010;67(9):965–71. https://doi.org/10.1001/archgenpsychiatry.2010.109.
[7] American Psychiatric Association. Diagnostic and statistical manual of mental disorders. 5th ed. Arlington: American Psychiatric Association; 2013.

第 11 章　牵拉性脱发

Traction Alopecia

一、临床表现

牵拉性脱发（traction alopecia）是一种两阶段的脱发，最初表现为可逆的非瘢痕性脱发，如果对头发的过度牵引持续多年，就会变成瘢痕性脱发，最终导致永久性脱发。牵拉性脱发是一种斑片状边缘性脱发并伴有头发断裂。众所周知，该种脱发的形式是持续性牵拉毛发的标志[4]。这些毛发由内根鞘和（或）外根鞘组成，包绕在一根毛干周围，但与明显的角化不全无关。

二、流行病学

牵拉性脱发的患者通常是 30—40 岁的非裔美国女性，她们有连续数年双侧颞部或额部脱发的病史[5]。最常见的例子是在童年时扎紧辫子，但如果患者否认这一点，那么可能还有其他原因，如用卷发器造成的创伤。牵拉性脱发在非洲女学生中患病率为 17.1%，在 18—86 岁女性中患病率为 31.7%[3]。是因为女学生用化学方法处理头发，并进行更有创伤性的发型设计[3]。发型引起的边缘牵拉力性脱发也可能发生在直发的人身上，特别是在扎紧马尾的女孩身上，如芭蕾舞演员。扎发髻或在头发上使用许多发夹的女性也可能会出现枕部头发的脱落[4]。

三、组织病理

急性可逆性牵拉性脱发与长期牵拉性脱发的组织学表现不同。急性可逆性牵拉性脱发在组织学上类似于轻度拔毛癖，无明显炎症，毛囊大小、绒毛总数和终毛正常，毛囊解剖结构破坏，终末退行期和（或）休止期的毛发数量增加，毛发软化，色素沉着。在终末期牵拉性脱发中，终毛数量明显减少，并出现空毛囊，这些空毛囊由明显的柱状结缔组织所替代。没有明显的毛囊周围炎症，皮脂腺仍然完好无损，但是在毛囊单位中已经失去了产生毛发的上皮细胞。

四、治疗

应该尽早建议患者停止任何引起严重牵拉头发的做法。常见的会引起牵引力的发型是女性的辫子和男性的发髻[2]。牵拉性脱发患者的治疗选择包括改变现有发型的美容方法或产品、使用特定的医疗方法及毛发移植手术。毛发移植为采用微型和小型植发技术治疗脱发的手段[1]。

这是一种简单、安全、可预测和有效的方法，提高了患者的满意度[1]。早期干预和咨询、改变创伤性头发护理实践和头发化妆品对预防不可逆性脱发非常重要。

（缪　盈　译）

参考文献

[1] Özçelik D. Extensive traction alopecia attributable to ponytail hairstyle and its treatment with hair transplantation. Aesthet Plast Surg. 2005;29(4):325–7. https://doi.org/10.1007/s00266-005-0004-5.
[2] Chitnis D. Certain hairstyles can up traction alopecia risk. Family Practice News. 2016;46(4):15.
[3] Khumalo N. Determinants of marginal traction alopecia in African girls and women. J Am Acad Dermatol. 2008;59(3):432–8. https://doi.org/10.1016/j.jaad.2008.05.036.
[4] Tosti A, Miteva M, Torres F, Vincenzi C, Romanelli P. Hair casts are a dermoscopic clue for the diagnosis of traction alopecia. Br J Dermatol. 2010;163(6):1353. https://doi.org/10.1111/j.1365-2133.2010.09979.x.
[5] Bolognia JL, Jorizzo JL, Schaffer JV. Dermatology. 3rd ed. Amsterdam: Elsevier; 2012.

第五篇

局灶性脱发：瘢痕性脱发

Focal Alopecia: Cicatricial Alopecia

第 12 章　慢性皮肤型红斑狼疮

Chronic Cutaneous Lupus Erythematosus

一、概述和临床表现

皮肤型红斑狼疮根据临床表现可以分为 3 型，即急性皮肤型红斑狼疮、亚急性皮肤型红斑狼疮和慢性皮肤型红斑狼疮。

经典的盘状红斑狼疮（discoid LE，DLE）就是慢性皮肤型红斑狼疮的亚类，也是慢性皮肤型红斑狼疮最常见的类型 [1]。其他少见类型还包括肥厚型（疣状）狼疮、肿胀型狼疮、深在性狼疮和冻疮样狼疮。DLE 表现为覆有鳞屑的斑块，常累及头皮、面部和耳，还会伴有瘢痕形成和局部色素改变。经典的 DLE 患者很少并发系统损害。但是，20%～25% 的系统性红斑狼疮患者会出现盘状红斑狼疮皮损 [2]。

经典的 DLE 包括以下两种类型 [1]。

- 局限性 DLE——发生在颈部以上。
- 播散性 DLE——颈部以上和以下均可发生，特别是在前臂和手的伸面。

其中，局限性 DLE 较常见，且很少伴发内脏损伤 [1]。

DLE 起初表现为发生在头皮、面部、耳、颈部及上肢伸侧的境界清楚的紫红色丘疹或斑点，而后扩大，形成盘状斑块 [1]。皮损外周通常可见鳞屑附着和色素沉着，皮损中央凹陷伴有色素减退，表现出特有的硬化性外观。鳞屑可以延伸到扩张的毛囊中，造成毛囊角栓。有些皮损后期可能发生融合，形成不规则斑块。头皮是该病最常见的受累部位，60% 的 DLE 患者会出现头皮受累[2]。超过 50% 的 DLE 患者会出现明显的瘢痕，1/3 的患者会发生瘢痕性脱发。DLE 皮疹的形成诱因包括创伤、紫外线照射、寒冷、感染、皮炎和烧伤[3]。慢性皮肤型红斑狼疮患者出现关节痛时，疾病发展成系统性红斑狼疮的概率增高[4]。

二、慢性皮肤型红斑狼疮的罕见临床表现[1]

1. 肥厚性 DLE

肥厚性 DLE（hyperkeratotic DLE）又称疣状 DLE（verrucous DLE），表现为类似于角化棘皮瘤或肥厚性扁平苔藓样的肥厚性皮损，好发于前臂、手的伸侧和面部[1, 5]。组织学上，肥厚性 DLE 可见真皮弹力纤维经表皮排出现象。

2. 肿胀性红斑狼疮

肿胀性红斑狼疮（lupus erythematosus tumidus，TLE）多发生于年轻女性[6]。皮疹表现为环状排列的红斑、丘疹和斑块，表面皮肤光滑。疾病好发于面部、颈部、躯干和上肢。组织学上，TLE 表现类似于 DLE 的病理学特征，但不会出现界面皮炎改变，表皮和真皮乳头层不受累。病理可见真皮网状层黏蛋白沉积和血管周围致密淋巴细胞浸润[6]。在慢性皮肤型红斑狼疮中，这一型最容易出现光过敏，但患者 ANA 检查多呈阴性[1]。

3. 深在性红斑狼疮

深在性红斑狼疮临床表现为皮下结节[7]。皮损上方皮肤多正常，但也可能会出现红斑、萎缩、溃疡、皮肤异色症样改变或角化过度。颊部是最常见的受累部位，皮疹也会发生在面部、上臂、手、前胸、臀部和大腿。

4. 冻疮样红斑狼疮

冻疮样红斑狼疮表现为发生在足趾 / 手指的紫红色丘疹，但也可发生在耳和面部。寒冷、潮湿环境或其他环境变化是冻疮样狼疮的诱因 [1]。

三、诊断

由于疾病会出现瘢痕形成，所以 DLE 需要尽早诊断。依靠组织学和临床特征可以诊断该病。虽然组织学检查不是必需的，但其有助于临床表现不典型病例的诊断。

疾病的病理学变化包括基底膜带增厚、毛囊角栓、黏蛋白增多、浅深层血管周围及附属器淋巴细胞浸润 [8]。DLE 患者还需要行实验室检查排除合并 SLE 的可能（表 12–1）。

表 12–1　疑似皮肤红斑狼疮患者的实验室检查

推荐检查项目	组织病理学检查、血常规、血沉、血小板计数、ANA、ds–DNA、抗 U1–RNP、抗 SS–A、抗 SS–B、抗 sm 抗体、尿常规
可选检查项目	血清蛋白电泳、组织免疫荧光检查、抗心磷脂抗体、补体（C2、C3、C4）和肌酐清除率

四、治疗

DLE 一线治疗方案包括非药物治疗，如光防护、戒烟。药物治疗包括外用或口服糖皮质激素，外用钙调磷酸酶抑制药和全身使用抗疟药[8]。

（一）防晒

UVA 和 UVB 均可加重 DLE，所以 DLE 患者需要注意防晒，特别是在上午 10 点至下午 4 点的紫外线高峰时段。可以采用物理防晒措施，如衣物覆盖、防晒霜使用，最好采用 SPF60 及以上的防晒霜，防晒霜需要覆盖 UVB 和 UVA 波段的紫外线[8]。

（二）戒烟

尽管吸烟与 DLE 之间的联系尚不明确，但推荐戒烟。

（三）外用或口服糖皮质激素

对于有炎症的 DLE 皮损，应首先采用外涂糖皮质激素药物。0.05% 醋酸氟轻松乳膏（一种强效糖皮质激素）的治疗效果优于氢化可的松乳膏（一种中效糖皮质激素）。在疾病急性加重期，需要采用强效的糖皮质激素外用制剂。对糖皮质激素或钙调磷酸酶抑制药外用效果不佳的慢性 DLE 皮损，可采用糖皮质激素皮损内注射的方法进行治疗[8]。

（四）外用钙调磷酸酶抑制药

外用钙调磷酸酶抑制药，如 0.03% 或 0.1% 他克莫司软膏、1% 吡美莫司乳膏可用于皮肤菲薄的部位（如眼睑），或者可用于 DLE 皮疹萎缩的部位，这些部位均不宜外用糖皮质激素[8]。

（五）全身使用抗疟药

病情严重或外用药物治疗效果不佳的患者可以采用全身药物治疗。抗疟药是 DLE 患者的一线治疗方案。羟氯喹和氯喹目前均被用于治疗 DLE。羟氯喹与氯喹相比肾毒性比较小，所以临床更为常用[8]。

（潘　搏　译）

参考文献

[1] Walling HW, Sontheimer RD. Cutaneous lupus erythematosus: issues in diagnosis and treatment. Am J Clin Dermatol. 2009;10(6):365–81. https://doi.org/10.2165/11310780-000000000-00000.

[2] Rothfield N, Sontheimer RD, Bernstein M. Lupus erythematosus: systemic and cutaneous manifestations. Clin Dermatol. 2006;24(5):348–62.

[3] Ueki H. Koebner phenomenon in lupus erythematosus with special consideration of clinical findings. Autoimmun Rev. 2005;4(4):219–23.

[4] Tebbe B, Mansmann U, Wollina U, et al. Markers in cutaneous lupus erythematosus indicating systemic involvement: a multicenter study on 96 patients. Acta Derm Venereol.1997;77(4):305–8.

[5] Daldon PE, Macedo de Souza E, Cintra ML. Hypertrophic lupus erythematosus: a clinicopathological study of 14 cases. J Cutan Pathol. 2003;30(7):443–8.

[6] Ruiz H, Sánchez JL. Tumid lupus erythematosus. Am J Dermatopathol. 1999;21(4):356–60.https://doi.org/10.1097/00000372-199908000-00008.

[7] Rao TN, Ahmed K, Venkatachalam K. Lupus erythematosus profundus. Indian J Dermatol Venereol Leprol. 2010;76(4):448. https://doi.org/10.4103/0378-6323.66612.

[8] Garza-Mayers AC, McClurkin M, Smith GP. Review of treatment for discoid lupus erythematosus. Dermatol Ther. 2016;29(4):274–83. https://doi.org/10.1111/dth.12358.

第 13 章　毛发扁平苔藓

Lichen Planopilaris

一、概述和临床表现

毛发扁平苔藓（lichen planopilaris，LPP）是一种相对少见的炎症性脱发性疾病[1]。该病是由于自身免疫原因，淋巴细胞攻击毛囊所导致的进行性头皮瘢痕性脱发。LPP 可单独存在或者与皮肤、甲或黏膜扁平苔藓伴随出现。目前，有 3 种类型的 LPP，即经典型 LPP、前额纤维性脱发和 Graham Little 综合征。

经典型 LPP 是发生在头皮的白色萎缩性瘢痕性斑片伴有毛囊口消失。在斑片状皮损内岛状毛发区可见毛囊性红斑、丘疹和鳞屑。脱发斑片周边可见棘状角栓。患者常伴有瘙痒、疼痛、烧灼感、脱屑和鳞屑附着。在 LPP 活动期，拉发试验可呈阳性。

前额纤维性脱发被认为是 LPP 的异型，常累及前额头皮和发际线。该病常见于绝经期后女性，但年轻人也可患有该病。该病临床表现为前额和颞部发际线后移，伴毛囊开口消失。同时，还会出现毛囊角化过度和毛周红斑。

Graham Little 综合征则表现为头皮瘢痕性脱发，腋下、会阴部非瘢痕性脱毛和光滑皮肤棘状毛囊性丘疹三联征。头皮脱发常发生在皮肤棘状毛囊性丘疹之前。患者可伴有严重的瘙痒。炎症引发的头皮毛囊毁损会造成显著的瘢痕性脱发，由此会引发部分患者心理疾病。所以，这个疾病需要及早诊治[2]。

二、发病机制

该病的发病机制尚不明确，但认为其与自身免疫相关。毛囊损伤由T淋巴细胞所介导的细胞免疫引起[1]。一些抗原性物质可能参与了这种自身免疫反应的激活，如药物、病毒或接触性变应原。接触性变应原包括金属，如金、汞和钴。病毒包括单纯疱疹病毒、HPV、幽门螺杆菌和梅毒，均有导致LPP的报道。抗疟药、β受体拮抗药、ACEI类降压药和噻嗪类利尿药也可能导致该疾病的发生。这些抗原物质可以与毛囊上皮相结合，继而引起角质形成细胞释放细胞因子触发炎症性级联反应。

三、流行病学

女性发病率高于男性，该病好发于高加索人和东印度女性，25—70岁是疾病发病的高峰年龄，偶尔也有儿童患病的报道[3]。

四、诊断

早期阶段的LPP诊断相对比较困难，需要依靠组织病理学检查结果[1]。

与发生在头皮的扁平苔藓不同，LPP 缺乏扁平苔藓病变的特征性外观，包括平顶、红斑、多角形丘疹的典型皮损。活检需要选取疾病活动区域，如包含毛发和红斑鳞屑的皮损边缘区域。

五、组织病理学检查

组织病理学检查可见 LPP 出现毛囊的毁损和纤维化。在疾病早期阶段，活检可以看到疾病的典型病理组织表现，而晚期皮损仅可见一些非特异性的毛囊瘢痕形成[1]。在 LPP 早期阶段，可见毛囊漏斗和毛囊峡部淋巴细胞呈苔藓样浸润，而毛囊下部常不受累。同时，还可见基底膜带和皮脂腺缺失及毛囊受损。炎症存在于毛囊上皮和真皮之间。毛囊漏斗部还可见颗粒层楔形增厚。毛囊峡部周围则可见板层样纤维化，在真皮乳头层下方形成束带状瘢痕。

直接免疫荧光检查有助于诊断该病[1]。通过免疫荧光检查，真表皮交界处和毛囊漏斗部胶样物质可见 IgM、IgA、IgG 或 C3 沉积。在严重的 LPP 皮损中，毛囊被损毁，肥厚的纤维束取而代之。LPP 的严重程度由头皮累及情况、临床症状、体征和起病情况来决定。

六、治疗

本病的治疗目的在于减轻炎症和毛囊的受损程度。如果头皮受累部分小于 10%，则病情为轻中度，可采用皮损内注射曲安奈德的方法治疗，用量为 5～10mg/ml，总共 2ml，每 4～6 周注射 1 次[3]。因为糖皮质激素可以引起皮肤萎缩，所以，需要注意患者接受治疗过程中不良反应的发生。治疗应持续到病情稳定为止。病情稳定的标志是患者没有临床症状、没有炎症性皮损和拔毛试验阴性。如果治疗过程中出现了皮肤萎缩，皮损内激素注射需要停止 1～2 个周期。如果治疗 3 个月后症状还没有改善，甚至出现了病情加重，需要更换治疗方案 [1]。外用糖皮质激素可以和皮损内激素注射联合应用来治疗疾病。氯倍他索洗剂或乳膏每日使用 2 次，可以作为疾病的一线治疗方案。

口服糖皮质激素可以用于治疗快速进展期的 LPP，或作为对其他治疗方案穿插使用。该方案为泼尼松 1mg/(kg · d) 口服，随后 2～4 个月内逐渐减量 [1]。

对于头皮受累超过 10% 的患者或对外用及皮损内注射激素效果不佳的患者，可以采用羟氯喹 200mg，每日 2 次口服治疗 [1]。在开始羟氯喹治疗前，需要对患者进行视力、血常规和肝功能的检查。治疗期间，这些项目需要每 3～6 个月复查 1 次。用药后 2～3 个月可以看到治疗效果，在 6～12 个月时疗效最好。

如果患者经过 3～6 个月泼尼松和羟氯喹治疗治疗效果不佳，可以采用免疫调节剂（如环孢素和霉酚酸酯）治疗 [1]。环孢素的推荐治疗剂量是 3～5mg/(kg · d)。治疗期间需要监测肝肾功能和血压。霉酚酸酯的推荐治疗剂量是 500mg，每日 2 次治疗 4 周，其后 1g，每日 2 次治疗 5～6 个月。霉酚酸酯治疗过程中需要监测血常规和肝功能。

七、鉴别诊断

临床上很难区分毛囊扁平苔藓和其他原发性瘢痕性脱发（如盘状红斑

狼疮、Brocq 假性斑秃和前额纤维性脱发）[1]。需要通过头皮活检对这些疾病进行鉴别诊断。

（潘　搏　译）

参考文献

[1] Kang H, Alzolibani AA, Otberg N, Shapiro J. Lichen planopilaris. Dermatol Ther. 2008;21(4):249–56. https://doi.org/10.1111/j.1529-8019.2008.00206.x.

[2] Rawat R, Mahajan VK, Chander B, Mehta KS, Chauhan PS, Gupta M. Graham little picardi lassueur syndrome. Our Dermatol Online. 2016;7(1):114–6. https://doi.org/10.7241/ourd.20161.32.

[3] Tan E, Martinka M, Ball N, Shapiro J. Primary cicatricial alopecias: clinicopathology of 112 cases. J Am Acad Dermatol. 2004;50:25–32.

第 14 章　中央离心性瘢痕性脱发
Central Centrifugal Cicatricial Alopecia

一、概述

中央离心性瘢痕性脱发（central centrifugal cicatricial alopecia，CCCA）是由北美头发研究协会（NAHRS）定义的一大类脱发，其中广泛包括以往非裔美国人中的“热梳性脱发”“毛囊变性综合征”“假性斑秃”，以及白种人中的“中央椭圆假性斑秃”[4]。CCCA 是非裔美国女性永久性脱发的最常见类型，是一种原发性炎症性瘢痕性脱发。

二、流行病学和危险因素

CCCA 是非裔美国人（尤其是女性）永久性脱发的最常见类型。男性和女性的平均发病年龄为 30—45 岁[1]。该病仅影响非裔妇女，开普敦的女性患病率为 2.7%，美国女性总体患病率为 5.6%[2]。

由于头发的轴向不对称和螺旋形状，非洲人特有的毛发形态会导致头发脆弱。此外，非洲妇女头发的拉直和其他造型等做法也可能导致牵引力增加和头发脆弱。梳辫子、编发和发髻等发型也可能导致脆弱性增加[2]。Khumalo 和 Gumedze[3] 发现使用化学产品与 CCCA 的牵拉发型无关。仍需要进一步研究以明确 CCCA 潜在的风险因素。

三、病理生理学

CCCA 的特征性组织病理学表现是内毛根鞘的过早脱落。可见真皮胶原束收缩，胶原束间隙消失。在疾病的初始阶段，内毛根鞘的过早脱落并可能导致毛囊更易受到进一步的损伤。在疾病的晚期，毛囊上皮完全被破坏[4]。化学药品等其他途径也会加速病情的发展，然而相关的病理生理学研究尚不充分。

四、诊断

CCCA 患者典型表现是以离心形式扩张的冠状脱发区。受 CCCA 影响的区域有大量毛囊消失，并残留一些脆性毛发。CCCA 病进展通常较慢，但仍会存在瘢痕性脱发，并导致毛囊上皮不可逆地丢失。上皮被结缔组织取代形成可见的硬壳，患者会主诉患处轻度触痛[4]。

五、组织病理学

在男性和女性中，组织病理学表现相似[4]。真皮胶原收缩硬化，毛干周围有广泛的透明化纤维束，胶原束间隙变窄[4]，内根鞘也会过早脱落。

但与红斑狼疮、脱发性毛囊炎和毛发扁平苔藓的不同之处在于保留了围绕纤维束的弹性护套。在上峡部和下漏斗之间，毛囊之间可能有黏液性纤维化和淋巴细胞浸润。该病后期或严重状态下的特征性表现是肉芽肿性炎症伴毛囊的破坏，但即使是重症患者，毛干也未受损。

六、鉴别诊断

（一）毛发扁平苔藓

毛发扁平苔藓表现为红斑性角化性丘疹。本病可观察到瘢痕形成，并可能以与 CCCA 类似的方式出现，因此诊断可能很困难。可能需要进行活检，以许多组织学特征来确诊。扁平苔藓的组织学表现为苔藓样变、界面皮炎病变。然而，2 种疾病的末期组织学可能无法区分 [1]。

（二）前额纤维性脱发

影响 60—70 岁的老年绝经女性，通常会累及额颞发际线，也可能发展成影响颞顶发际线 [1]。

（三）脱发性毛囊炎

男女均可发病。主要累及被脓疱边缘包围的冠状皮损区域。在组织学上，表现起始于痤疮样滤泡扩张，随后发展为毛囊破裂和脓肿形成。最初是中性粒细胞炎症浸润，而后主要是伴浆细胞和异物巨细胞的淋巴细胞性炎症浸润 [1]。

（四）盘状红斑狼疮

好发于青、中年妇女。病变主要累及曝光部位，如头面、颈部、耳、躯干和四肢。头皮可以单独发病。DLE 和 CCCA 的主要区别在于，对于 DLE，病变可能会消退并且在同一部位复发，而在 CCCA 中永远不会在同一部位复发[1]。

（五）牵拉性脱发

就病史和临床而言，可能与 CCCA 非常相似。反向梳理、紧密编织或马尾辫、成角，以及使用滚筒造型都会导致牵拉性脱发，这可能是轻度形式的无瘢痕性脱发，但是如果长时间不治疗，则会形成瘢痕性脱发。从组织学表现看牵拉性脱发表现为正常数量的毛囊和皮脂腺的终毛，晚期终毛毛囊减少[1]。

（六）热量引起的脱发

造型工具产生的热量会导致一度、二度和三度灼伤。这导致非特异性的瘢痕性脱发，并有一些毛囊泡纤维化和轻微的炎症。

（七）化学物质引起的脱发

染料、蜡和化学矫直剂可能会导致严重的化学灼伤。化学灼伤可导致毛囊破坏和真皮纤维化。

七、治疗

患者应避免任何创伤性的发型设计，如对头发进行任何化学或热造型设计，避免玉米垄发型、编辫子和使用假发。应该鼓励患者保持自然发型并短发。患者应避免使用阻塞毛囊的护发素类产品。

外用抗炎药，如外用糖皮质激素、他克莫司和吡美莫司，可用于局部炎症，但 CCCA 中的炎症可能根深蒂固，因此可以使用兼具抗炎和抗菌特性的口服抗生素 [1]，如四环素。只要存在脓疱，就应进行病灶培养，以排除可能与 CCCA 共同发生的葡萄球菌或真菌感染。在病灶扩散的边缘内注射曲安奈德混悬液 5～10mg/ml 可能有助于防止肤色深的患者皮肤色素沉着的变化。口服糖皮质激素和口服免疫调节药可在短期内减少炎症，但其使用的证据非常有限，且有很多不良反应。没有炎症情况下，恢复期可局部用 2% 或 5% 的米诺地尔溶液或者 5% 的泡沫剂 [1]。在 CCCA 中，瘢痕的存在会降低毛发移植术后的存活率，因此会给毛发移植带来问题 [4]。

（周　静　**译**）

参考文献

[1] Whiting DA, Olsen EA. Central centrifugal cicatricial alopecia. Dermatol Ther. 2008;21(4):268–78. https://doi.org/10.1111/j.1529-8019.2008.00209.x

[2] Herskovitz I, Miteva M. Central centrifugal cicatricial alopecia: challenges and solutions. Clin Cosmet Investig Dermatol. 2016;9:175–81. Retrieved Apr 30, 2017, from https://www.dovepress.com/central-centrifugal-cicatricial-alopecia-challenges-and-solutions-peer-reviewedfulltext-article-CCID

[3] Khumalo NP, Gumedze F. Traction: risk factor or coincidence in central centrifugal cicatricial alopecia? Br J Dermatol. 2012;167:1191–3. https://doi.org/10.1111/j.1365-2133.2012.11050.x.

[4] Blattner C, Polley DC, Ferritto F, Elston DM. Central centrifugal cicatricial alopecia. Indian Dermatol Online J. 2013;4(1):50–1. https://doi.org/10.4103/2229-5178.105484.

第六篇

病理切片

Pathology Slides

第 15 章 休止期脱发

Telogen Effluvium

正常毛囊有周期性的活动。生长期毛发生长，此后是一个过渡阶段，称为退行期，最后毛发进入休眠的状态，称为休止期。死发在休止期晚期或生长期早期脱落。一个头皮毛囊平均要经历 10～30 个周期，每一根毛发每 3～5 年更换一次。正常头发约 86% 在生长期，1% 在退行期，13% 在休止期。平均每天约有 77 根头发脱落。若毛发周期被破坏且同时伴有头发脱落则为休止期脱发 [1]。

诊断休止期脱发需要适当的临床检测和其他毛发计数检查，如牵拉试验。拔发试验也有助于正确诊断。建议做 2 个不同部位的活检作为比较，以验证此病的扩散性。休止期头发的上限占比是 20%～25%，下限是不能排除休止期脱发的诊断。在休止期脱发的慢性期，休止期脱发的计数在 15%～20% 即可诊断。更低的数量也可以考虑此诊断。每天计数脱发很困难，所以建议行洗发测试。指导患者每 5 天用洗发水洗头，塞住排水孔。洗完头后所有掉发都会留在水槽里以便计数。

休止期脱发根据病程长短可分为急性期和慢性期，如下所示。

1. 休止期脱发急性期

组织病理学检查显示终毛计数正常，终毛 / 毳毛比例正常，无毛囊微小化。休止期毛囊显著增加并沿着脱发的毛囊出现纤维血管带（图 15–1）。如果 2 个活检部位是来自顶部 / 冠状部和枕部，2 个部位若有相似表现，

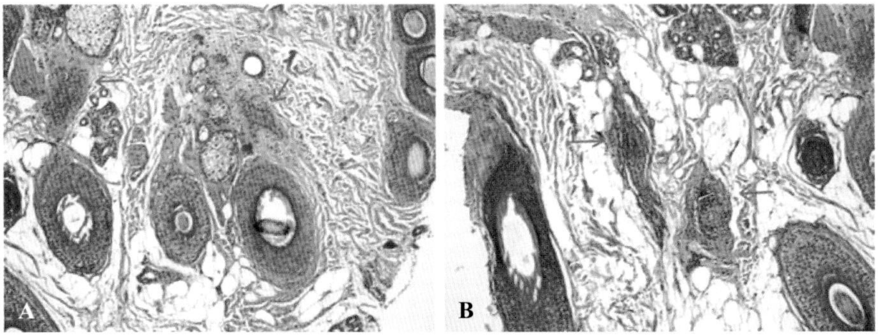

▲ 图 15-1　休止期脱发急性期组织病理学表现

A. 一些生长期毛囊和 2 个休止期毛囊（红箭）（HE 染色，10×）；B. 2 个沿着脱发毛囊的纤维血管带（红箭）（HE 染色，10×）

比起雄激素性秃发更倾向于休止期脱发的诊断，前者在顶部会有更明显的改变。

2. 休止期脱发慢性期

组织病理学检查显示毛发计数正常，休止期毛发数量增加并有微小化征象，类似早期的雄激素性秃发。在休止期脱发慢性期，终毛 / 毳毛比例高于8：1，而诊断雄激素性秃发和女性型脱发的终毛/毳毛比例低于4：1。雄激素性秃发会出现炎症，对于雄激素性秃发和休止期脱发的鉴别，拔发试验不是很有帮助。而牵拉试验比较有用，因为雄激素性秃发患者的牵拉试验是正常的。

一、斑秃

斑秃快速性进展性脱发使得疾病早期至发展后期阶段有不同的组织病理学特征。斑秃很容易诊断，但很多需要鉴别诊断，头皮活检通常有所帮助。毛球周围和毛球间细胞浸润是斑秃最显著的特征，但不是疾病所有阶段都会存在。斑秃病情发展有 4 个阶段，即急性期、亚急性期、慢性期和恢复期。急性期的特征是退行期和休止期的毛发增加，亚急性期和慢性期表现为微小化毳毛样毛发增加。由于不同阶段的不同特征，所以临床医生必须要充分了解这 4 个阶段 [2]。

（一）斑秃的急性期

最早的变化是生长期和退行期早期毛球周围单个核细胞浸润（蜂群）。毛囊总数正常，但是由于炎症反应转变成退行期和休止期。毛球周围炎症反应可见 $CD4^+$ 和 $CD8^+$ T 淋巴细胞，但是 $CD8^+$ T 淋巴细胞比 $CD4^+$ T 细胞更易穿越上皮层，临床活动期 $CD4^+/CD8^+$ 比值较高。毛球和纤维血管带内可见嗜酸性粒细胞，而浆细胞少见。

其他早期改变包括毛球下和毛球海绵化，毛球上失去完整性（毛球下裂隙呈破碎样），毛球缩小。淋巴细胞进入毛发基质，伴局灶性毛母质空泡化和坏死是斑秃的特征。毛球基质角质形成细胞和黑素细胞的凋亡分别导致毛球缩小和色素沉着。

（二）斑秃的亚急性期

大部分毛囊进入退行期和休止期，只有少数生长期毛囊保留。横切面检视毛囊总数正常。退行期和休止期毛囊仍是大的终毛，且计数增加（超过 50%）。当毛囊进入退行期和休止期时，炎症消退，毛球周围仅见少量的淋巴细胞（图 15–2A 和 B）。由于毛囊缩小及进入退行期和休止期，毛干变得脆弱、细小、扭曲（毛发软化），意指短而不完全的角化发（“铅笔尖”）。休止期结束时，毛囊重新进入生长期，炎症影响新的生长期毛囊（图 15–2C）。当毛发周期不断重复，生长期缩短，退行期、休止期延长。

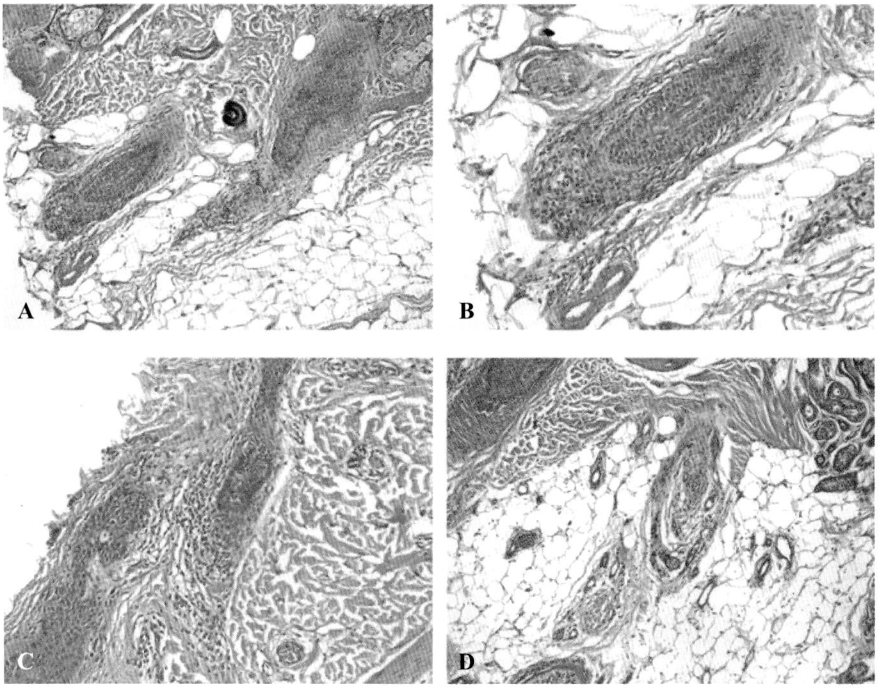

▲ 图 15-2　斑秃的亚急性期的组织病理学表现

A. 左侧 1 个毛球被少许淋巴细胞包围，右侧 1 个退行期毛囊下方见短小的纤维血管带（HE 染色，10×）；B. 终毛毛球周围淋巴细胞浸润（HE 染色，20×）；C. 生长期早期被少许淋巴细胞包围（HE 染色，20×）；D. 消失的毛囊处见 2 个纤维血管带（HE 染色，10×）

（三）斑秃的慢性期

第三阶段被称为慢性期，通常表现为长期稳定的脱发性斑片。真皮中部有许多退行期毛囊和少量生长期（微小化）毛囊。炎症减轻或消失。毛囊数量仍然正常，但在常规纵切面毛囊由于微小化和皮下毛囊缺失，毛囊数量可能会减少。在这个阶段，在真皮的各层进行横切面才可见毛囊的准确数量。

有些毛囊无法区分为生长期、退行期和休止期，被称为“奈米期”。“奈米”头发快速地周期循环，毛囊微小化，与真皮乳头的大小相比，毛球基质较小，内、外毛根鞘都很薄且没有毛干，或者毛干极细，毛干角化不完全。它是毳毛和终毛间的一个过渡阶段，通常位于真皮中下部，类似生长期Ⅲ～Ⅳ期，比正常毳毛位置略深。

在微小化的毛囊下方可见一些纤维血管带，表示塌陷的纤维根鞘（图15-2D）。斑秃所有阶段都可见这些非硬化的纤维血管带，由于毛发周期循环，常在晚期可见纤维血管带内出现炎症和黑色素颗粒堆。

（四）斑秃的恢复期

在恢复期，终毛毛囊正常或微小化。体积增大，生长期毛发数量增加，未见炎症反应。

二、瘢痕性脱发

原发性瘢痕性脱发是一组异质性、罕见性、特发性和炎症性的毛囊性疾病，造成永久性脱发，脱发的毛囊被毛囊瘢痕所取代。瘢痕性脱发分类困难，通常需要头皮活检。在活动处（牵拉试验阳性）、有症状的部位活检最有帮助。建议使用钻孔器活检，与毛干生长方向平行。活检也要检验细菌和真菌微生物，并建议行弹力蛋白、黏蛋白、PAS 染色。

不同的瘢痕性脱发有几项组织病理特征是相似的[3]，例如：①从生长期到退行期 / 休止期的转变；②毛囊皮脂腺单位不可见或显著减少；③毛囊被纤维组织取代 / 玻璃样变性；④毛发纤维肉芽肿。

为了分类这组疾病，2001 年 2 月在北卡罗来纳州达勒姆杜克大学举行瘢痕性脱发的共识会议，提出了一种根据毛囊上皮内或周围主要炎症细胞进行分类的方法。根据这次共识会议，原发性瘢痕性脱发主要分为以下几类：①淋巴细胞性；②中性粒细胞性；③混合性。但是某些原发性瘢痕性脱发仍然无法分类，因此归类为“非特异性”（表 15-1）。

表 15-1　北美毛发研究学会的原发性瘢痕性脱发的分类

第一类：淋巴细胞性 • 慢性皮肤型红斑狼疮 • 扁平苔藓 • 经典型毛发扁平苔藓 • 前额纤维性脱发 • Graham Little 综合征 • 经典假性斑秃（Brocq） • 中央离心性瘢痕性脱发 • 黏蛋白性脱发 • 脱发性小棘毛囊角化病
第二类：中性粒细胞性 • 脱发性毛囊炎 • 解离性蜂窝织炎
第三类：混合性 • 瘢痕疙瘩毛囊炎（痤疮） • 坏死性毛囊炎（痤疮） • 侵蚀性脓疱性皮病
第四类：非特异性 • 非特异性瘢痕性脱发是一种临床表现不确定的特发性瘢痕性脱发。许多疾病的晚期都可以纳入此分类，包括毛发扁平苔藓和脱发性毛囊炎

修改自 Olsen 等 [6]

三、毛发扁平苔藓

毛发扁平苔藓毛囊被破坏和纤维化，需要组织病理学分析才能明确诊断。随着患者病情进展，根据疾病阶段组织病理学表现不同。早期活检可以发现大量信息，而晚期活检可能毫无收获。选择活检部位是临床医生的重要决定。建议选择脱发区的活动期皮损。也推荐从症状最严重的部位 [4]

取活检。

毛发扁平苔藓不同疾病阶段的组织病理表现不同，因此取决于活检的时间点。在活动期，沿着漏斗部和峡部（隆突）通常有苔藓样界面皮炎，与漏斗部的颗粒层增厚。淋巴细胞浸润表现为毛囊上皮 – 真皮交界处模糊，苔藓样区域有时出现少量胶质或 Civatte 小体。毛囊较深层和毛球不受苔藓样皮炎影响，毛囊间上皮约 1/3 受累（图 15–3A）。在中期，萎缩毛囊被同心板层状纤维组织包绕，淋巴细胞浸润远离毛囊（图 15–3B）。在晚期，界面改变消退，毛囊全被增粗的硬化纤维束破坏和取代。此期几乎没有炎症细胞浸润，可见萎缩的皮脂腺（图 15–3C）。在这个阶段，毛发扁平苔

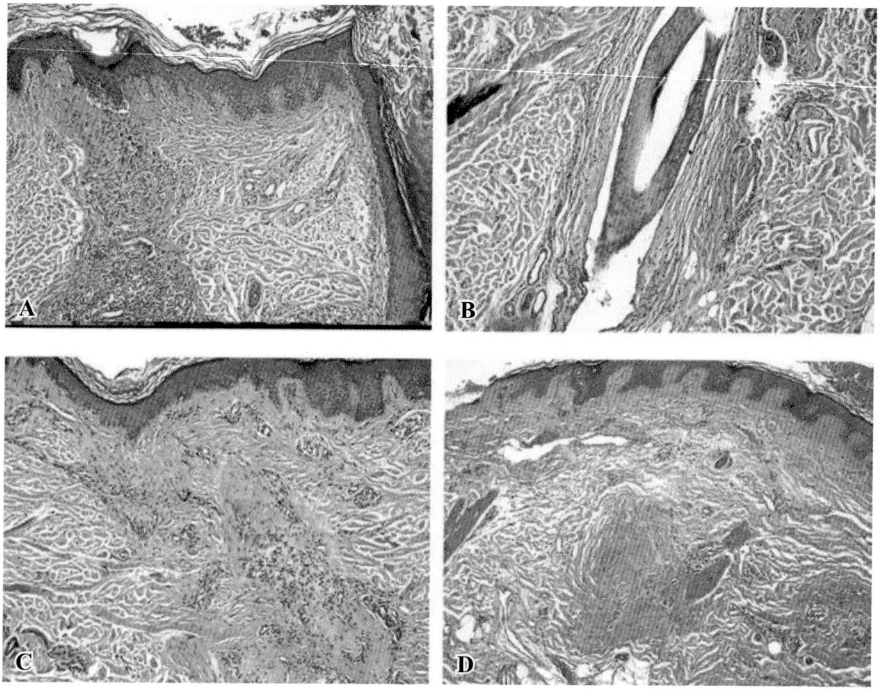

▲ **图 15–3　毛发扁平苔藓毛囊的组织病理学表现**

A. 毛囊上段苔藓样淋巴细胞浸润，保留毛囊间上皮（HE 染色，10×）；B. 毛囊周围板层状纤维增生伴轻度淋巴细胞浸润，远离毛囊（HE 染色，10×）；C. 毛囊皮脂腺单位完全萎缩，无炎症，被纤维束取代（毛囊瘢痕）（HE 染色，10×）；D. 瘢痕性脱发的终末期无毛囊皮脂腺单位，保留竖毛肌（HE 染色，10×）

藓的诊断特点未显现，有些人用假性斑秃一词来形容终末期的瘢痕性脱发（图 15-3D）。弹力纤维染色显示以毛囊为中心的浅表楔形瘢痕中的弹力纤维（摇篮帽）被破坏。

四、慢性皮肤型红斑狼疮（盘状红斑狼疮）

为了确保正确诊断红斑狼疮，临床医生必须充分熟悉组织病理学。包括皮肤活检与进一步的弹力纤维染色和直接免疫荧光显微镜检查。临床上，本病可分为系统性（急性）、亚急性皮肤型和盘状（慢性）形式。下面将讨论慢性皮肤型红斑狼疮的病理特点。

盘状红斑狼疮（DLE）的特征性表现为表皮和毛囊空泡性界面皮炎，与浅表、深部血管周围淋巴细胞浸润有关。毛囊界面改变通常是空泡性的而不是毛发扁平苔藓的苔藓样浸润（缺乏炎症反应），伴交界处一些 Civatte 小体和一些真皮乳头胶样小体（colloid bodies）（图 15-4A）。皮脂腺层面的毛囊中部周围界面淋巴细胞浸润加重，偶尔也可见浆细胞。早期皮脂腺萎缩或破坏，同时真皮网状层黏蛋白沉积，炎症累及汗腺（图 15-4B）。此阶段表皮改变包括角化过度、毛囊角栓、表皮萎缩、基底膜增厚。红斑狼疮毛囊角栓是锥形的，而毛发扁平苔藓是球形的。随着病情进展，真表皮交界淋巴细胞浸润消退，晚期毛囊完全萎缩，被硬化的纤维束取代（图 15-4C）。

弹力纤维染色显示毛囊间真皮弹力纤维丢失和毛囊周围弹性鞘破坏。

直接免疫荧光（DIF）显示，IgG、C3 呈颗粒状沉积（IgM、IgA 少见）或在表皮 - 真皮交界处、毛囊上皮和真皮间呈均匀带状分布（图 15-4D）。

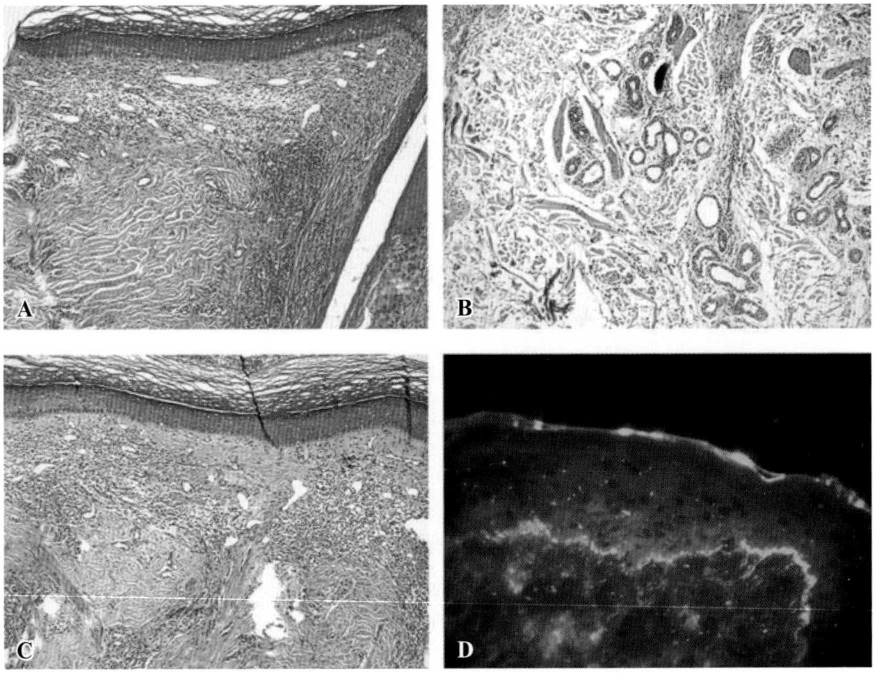

▲ 图 15-4 盘状红斑狼疮组织病理学特点

A. 表皮界面性空泡变性伴沿毛囊淋巴细胞片状苔藓样浸润（HE 染色，10×）；B. 深部血管周围淋巴细胞炎症累及汗腺，间质黏蛋白沉积（HE 染色，10×）；C. 毛囊皮脂腺单位萎缩被纤维束（毛囊瘢痕）取代，萎缩毛囊周围炎症（HE 染色，10×）；D. 沿基底膜带 IgG 的颗粒状免疫荧光沉积（10×）

五、中央离心性瘢痕性脱发

许多中央离心性瘢痕性脱发的患者就医时炎症已经停止，仅存在瘢痕。这时候活检显示末期纤维化，几乎没有原发瘢痕性脱发的证据。早期活检的结果可能是“假性斑秃”或“毛发扁平苔藓”。假性斑秃是一种瘢痕性脱发的诊断，但非特异性 [5]。因此，疾病就诊时间是中央离心性瘢痕性脱发分类的一个重要因素。尽管活检判读有困难，特异性组织病理学特征的存在有助于正确诊断。

中央离心性瘢痕性脱发（CCCA）最早的组织病理学发现是毛囊周围淋巴细胞浸润和毛囊周围纤维增生，无界面改变。淋巴细胞浸润主要在漏斗下部和上峡部，血管周围可见稀疏的淋巴细胞浸润（图 15-5A）。内毛根鞘（PDIRS）不成熟脱落是一种特征，但非特异性的，也可见于其他原发性瘢痕性脱发。PDIRS 与外毛根鞘损伤导致毛囊上皮变薄与离心性萎缩。晚期受累毛囊显示毛囊周围“洋葱皮”纤维化（同心层状纤维增生）和伴毛干巨细胞反应的肉芽肿性炎症（图 15-5B）。其他非特异性病理表现包括毛囊密度减少、毛囊破裂、皮脂腺缺失、毛囊融合（多毛）（图 15-5C）。一些作者报道了毛囊壁不对称狭窄，毛干移位到离心位置（毛囊腔离心移位），在横切面上观察最明显（图 15-5D）。

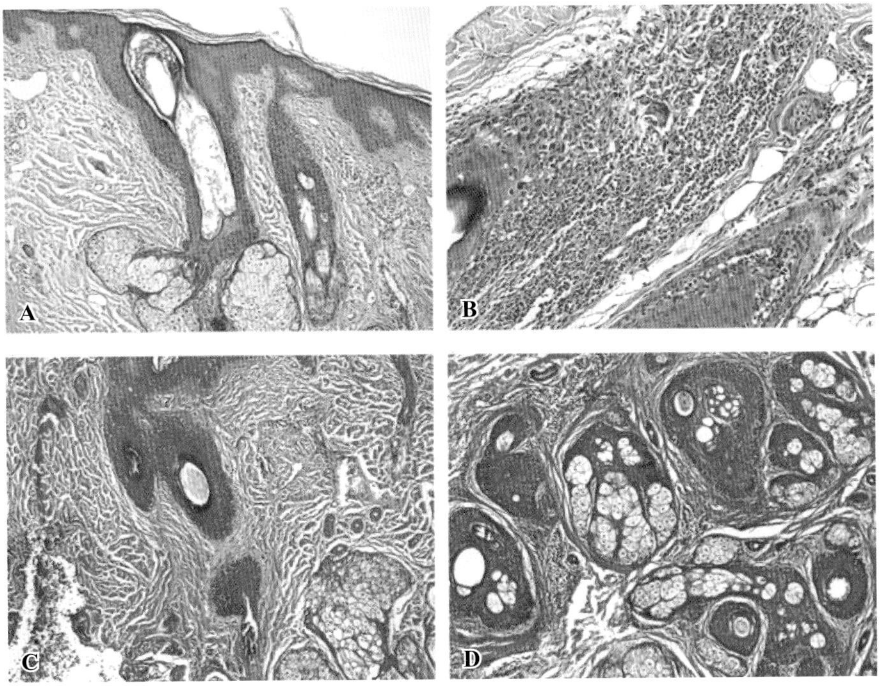

▲ **图 15-5　中央离心性瘢痕性脱发的组织病理学表现**

A. 漏斗部下部和上峡部层面轻度淋巴细胞浸润；B. 毛囊周围伴巨细胞反应的肉芽肿性炎症（HE 染色，20×）；C. 漏斗部开口 2 个毛囊在表皮融合为一个孔（多毛）（HE 染色，10×）；D. 毛囊上皮横切面见毛囊腔偏心不对称狭窄（HE 染色，10×）

晚期表现与其他原发性瘢痕脱发无法区分，如毛皮脂腺单位的破坏，皮肤瘢痕形成和真皮淋巴细胞、浆细胞浸润。

（韩毓梅 **译**）

参考文献

[1] Harrison S, Sinclair R. Telogen effluvium. Clin Exp Dermatol. 2002;27:389–95. https://doi.org/10.1046/j.1365-2230.2002.01080.x.
[2] Dy LC, Whiting DA. Histopathology of alopecia areata, acute and chronic: why is it important to the clinician? Dermatol Ther. 2011;24:369–74.
[3] Somani N, Bergfeld WF. Cicatricial alopecia: classification and histopathology. Dermatol Ther.2008;21:221–37.
[4] Kang H, Alzolibani AA, Otberg N, Shapiro J. Lichen planopilaris. Dermatol Ther. 2008;21:249–56.
[5] Whiting DA, Olsen EA. Central centrifugal cicatricial alopecia. Dermatol Ther. 2008;21:268–78.
[6] Olsen EA, Bergfeld WF, Cotsarelis G, Price VH, Shapiro J, Sinclair R, et al. Summary of North American Hair Research Society (NAHRS)-sponsored Workshop on Cicatricial Alopecia, Duke University Medical Center, February 10 and 11, 2001. J Am Acad Dermatol. 2003;48(1):103–10. https://doi.org/10.1067/mjd.2003.68.

第七篇

调研研究

Research Studies

第16章　研究Ⅰ
Research Study 1

一、概述

斑秃（AA）是一种常见的、不可预知的、非瘢痕性的皮肤病，其特征是明显而迅速的斑片状脱发。身体任何有毛发的部位都可能受到这种疾病的影响。脱发影响患者的生活质量，并可能带来许多精神压力，常导致社交孤立。该病患者年龄范围广，但多见于儿童和年轻人。由于其导致的心理和精神问题，它可以影响患者的社会经济生活。根据受累部位和程度的不同，斑秃有多种类型，包括斑片状（最常见）、匍行性（在头皮边缘）、全秃（所有头发）和普秃（所有头发和体毛）。尽管研究斑秃多年，但这种疾病的病因仍然缺乏共识。自身免疫理论是最广为接受的。斑秃与甲状腺疾病等自身免疫病的共患可以被视为对这种说法的验证。2005年，Seyrafi等的研究报道了斑秃患者的甲状腺疾病患病率为8.9%，与其他研究结果一致[1]。根据这项研究，普秃的甲状腺疾病共患率（rate of thyroid disorder comorbidity）最高[1]。文献表明全秃和普秃患者的甲状腺疾病的患病率更高。因此，笔者决定专门研究这两种类型患者的甲状腺功能。笔者希望本研究的结果能对斑秃的诊断和新的治疗技术有所帮助。

二、主要目标

测定 2009—2010 年 Razi 医院全秃型、普秃型斑秃患者的甲状腺功能，并与对照组进行比较。

三、次要目标

测定全秃型、普秃型及全秃 / 普秃型患者甲状腺功能的变化，并比较 3 组患者的甲状腺功能差异。

根据年龄、性别和病程分类，测定全秃型、普秃型斑秃患者甲状腺功能改变。

四、研究问题

在 Razi 医院就诊的全秃 / 普秃患者中甲状腺功能障碍的患病率是多少？

对照组的甲状腺功能障碍患病率是多少？

不同性别、年龄和病程的全秃 / 普秃患者的甲状腺功能有何变化？

五、文献综述

对 80 例没有任何甲状腺疾病临床症状的科威特斑秃儿童患者进行了

是否存在甲状腺疾病的调查。观察到 14 例儿童（17.5%）有甲状腺疾病，其中 11 例（14%）有抗甲状腺抗体。这些发现强调了对患有慢性或严重斑秃的儿童进行甲状腺疾病筛查的重要性[2]。

印度的一项研究，从患临床甲状腺疾病的角度观察了 1983—1997 年至诊所就诊的斑秃患者。检测患者 T_3、T_4、TSH 水平及抗甲状腺抗体、抗甲状腺微粒体抗体水平。1700 例患者中有 16 例（0.85%）出现临床甲状腺疾病。62 例患者中有 7 例（11.3%）甲状腺激素水平异常。在 5 例患者中观察到了抗甲状腺抗体和抗微粒体抗体[3]。

在另一项研究中，对 120 例斑秃患者进行了甲状腺诊断性测试。未观察到抗甲状腺球蛋白抗体或抗微粒体抗体的证据。只有 1 例患者患有桥本甲状腺炎[4]。

采用 TRH 评估甲状腺功能的方法对 197 例阳性患者组和 144 例阴性对照组成员进行评估。265 例阳性患者组中的 1/4 有甲状腺自身抗体及 TRH 试验的功能障碍，而 144 例阴性对照组只有 2.8% 显示为亚临床甲状腺功能减退。经过 12～44 个月的监测期，102 例阳性患者组成员再次测试，观察到 31% 的患者仍然有 TRH 障碍[5]。

在另一项为期 4 年的研究中，190 例斑秃患者接受了调查。评估每个患者的病理化学参数，并测定可能存在的器官特异性和非特异性抗体。在不同的病理化学参数下观察到特异性的变化。与对照组相比，普秃患者的抗胃壁细胞抗体显著增加。此外，斑秃和普秃患者的抗甲状腺抗体水平升高[6]。

Akhiani 博士等在 2004 年的研究中报道了 8.9% 的斑秃患者患有甲状腺疾病，这与其他研究相似。这项研究报道了普秃患者的甲状腺疾病患病率最高[7]。

六、方法

样本组由2009年10月至2010年10月转诊至德黑兰Razi医院皮肤科就诊的全秃型、普秃型及全秃/普秃型患者组成。对照组包括同一诊所的健康（相对于患有斑秃而言的）患者。两组人都做了甲状腺检查。

观察并比较样本组和对照组的甲状腺疾病，包括T_3、T_4、T_3摄取和TSH水平。

样本人群入选标准如下所示。

- 患有全秃型、普秃型和（或）全秃/普秃型斑秃。
- 能进行预期的甲状腺测试。

样本人群排除标准如下所示。

- 有任何其他形式的斑秃或脱发。
- 患者无法进行预期的甲状腺测试。

对照组入选标准如下所示。

- 没有任何形式的斑秃或任何其他形式的脱发。
- 无甲状腺疾病史。
- 检查时没有甲状腺疾病的临床症状。
- 能够进行预期的甲状腺测试。

对照组排除标准如下所示。

- 有任何形式的斑秃或任何其他类型的斑秃。
- 有甲状腺疾病病史或临床症状。
- 无法进行预期的甲状腺测试。

（一）统计分析

所得数据用 SPSS 软件（2017 版）进行方差分析检验。根据预期变量在不同组别中获得数据的平均值。所得数据在 0.05% 的显著性水平上进行比较。

（二）伦理问题

由于获得的当事人档案资料是匿名申请的，因此不存在伦理上的问题。

七、结果 / 讨论

斑秃是一种常见的皮肤病，最多见于儿童和青年，可导致患者不同的心理问题和社会问题。其病因尚不清楚，然而，自身免疫理论，特别是甲状腺疾病在斑秃产生中的作用，在研究人员中已被广为接受。因此，我们决定研究甲状腺功能障碍与严重类型斑秃（全秃和普秃）之间的关系。根据我们的数据，这些类型的斑秃和甲状腺疾病之间的联系进一步突出。

从 Razi 医院就诊的患者中选取 100 例全秃 / 普秃型斑秃样本，记录他们的信息。对照组成员也从到门诊就诊的健康人群中选择。将样本与对照组按年龄、性别进行配对后，对所得数据进行调查分析。

斑秃最常见的类型是全秃 / 普秃型（47%），然后是普秃型（29%），最后是全秃型（24%）。

根据大多数关于斑秃的研究，斑秃无性别倾向。在笔者团队的研究中，调查了 100 个样本，44% 是男性，56% 是女性。由于 P 值为 0.775，两者之间无显著差异。斑秃可发生在任何年龄，但报道更多的是 20 岁以下的青年。在笔者团队的研究中，有 54% 的样本发病于 20 岁以下。发病年龄最低为 5 岁，最高为 56 岁。就诊时患者的平均年龄为 24.16 岁。大多数患者年龄为 21—30 岁，少数患者年龄在 50 岁以上。不同类型斑秃的年龄分布无统计学差异。

斑秃平均病程为 29.5 个月。最短受累时间为 2 个月，最长受累时间为 144 个月。受累时间最短的是全秃型，受累时间最长的是全秃 / 普秃型。

点状凹陷和纵线形式的甲的改变可以在疾病的活动期前或期间看到。7%～66% 的患者有甲营养不良。营养不良的严重程度似乎与脱发的严重程度有关。在本研究中，72% 的患者发生甲的改变，指甲受累最常见的类型是点状凹陷。在全秃中，甲的变化更明显。我们的研究中甲的改变发生率较高的原因似乎是我们的研究样本均来自病情严重的斑秃患者。

斑秃发病机制中的另一个可能是特应性。在荷兰，斑秃患者中有特应性家族史或个人史占 52%，而对照组为 1%。特应性患者出现斑秃的时间更早，病程更长，病情严重。在我们的研究中，观察到 9.8% 的患者有特应性病史，而特应性的患病率在普秃型患者中明显更高。有阳性家族史的概率为 3%～27%。样本中其他家族成员有类似病史的占 14.3%。家族其他成员中有相似疾病的家族史发生率最高的是普秃型患者，然而，这在统计学上并不显著。

在可能与斑秃相关的自身免疫病中，我们调查了甲状腺功能亢进 / 甲状腺功能减退和糖尿病的患病率。上述病例的患病率分别为 2%、6% 和 1%。与其他组相比，甲状腺功能减退的患病率在全秃 / 普秃组中明显更高。所有样本均无甲状腺手术史或碘治疗史。与 1999 年在印度进行的一项研究相比，11.3% 的患者甲状腺激素水平异常。Akhiani 博士等在 2004 年报道了 8.9% 的斑秃患者有甲状腺疾病，这与其他研究一致。这项研究报道了普秃患者中最高的甲状腺疾病比率。Raziei 博士在 2004 年的另一项研究中发现，10% 的患者出现甲状腺疾病。上述研究均无对照组，且未分别对全秃型和普秃型患者进行调查。

在本研究中，与对照组相比，甲状腺检查结果异常的总患病率为 10.3%。8% 的患者出现 T_3 异常，10% 出现 T_4 异常，3% 出现 T_3 摄取障碍，11% 出现 TSH 异常。在对照组中，3% 的患者甲状腺检查结果出现异常。1% 的患者出现 T_3 异常，3% 的患者出现 T_4 异常，1% 的患者出现 T_3 摄取障碍，3% 的患者表现为 TSH 异常。与对照组相比，T_3 异常的患者明显增多（约增加 8 倍），但不同类型斑秃患者的患病率没有显著差异。T_4 异常亦明显高于对照组（约 3.5 倍），但不同类型斑秃患者的患病率没有显著差异。T_3 摄取障碍的患者多于对照组，但无统计学意义，在不同类型斑秃患者的患病率无显著差异。患者的 TSH 异常与对照组相比明显升高，与其他类型的斑秃相比，全秃型明显更高。

根据所获得的结果，甲状腺疾病与性别、年龄和病程无关。这些结果与既往的研究一致。

八、结论

斑秃病因学的假设之一为其与甲状腺疾病有关。本研究结果显示，与对照组相比，甲状腺疾病在全秃和普秃患者中的总患病率为 10.3%。在甲状腺检查中，患者组 TSH、T_4、T_3 的异常高于对照组。T_3 摄取障碍的差异无统计学意义。此外，甲状腺检查结果异常与年龄、性别或病程无关。

（赵　俊　**译**）

参考文献

[1] Seyrafi H, Akhiani M, Abbasi H, Mirpour S, Gholamrezanezhad A. Evaluation of the profile of alopecia areata and the prevalence of thyroid function test abnormalities and serum autoantibodies in Iranian patients. BMC Dermatol. 2005;5:11.
[2] Bowen J. Two epidemics of alopecia areata in an asylum for girls. J Cutan General–Uri Dis. 1899;17:399–404.
[3] Davis H. Epidermic alopecia areata. Br J Dermatol. 1914;26:204–1.
[4] McDonagh AJ, Tazi–Ahnni R. Epidemiology and genetics of alopecia areata. Clin Exp Dermatol. 2002;27:405–9.
[5] Ross EK, Shapiro J. Management of hair loss. Dermatol Clin. 2005;23:227–43.
[6] Porter D, Burton JK. A Comparison of intra–lesional triamcinolone hexacetonide and triamcinolone acetonide in alopecia areata. Br J Dermatol. 1971;85:272–3.
[7] Tosti A, Piraccini BM, Pazzagli M, et al. Clobetasol propionate 0.05% under occlusion in the treatment of alopecia totalis/universalis. J Am Acad Dermatol. 2003;49:96–8.

第 17 章　研究Ⅱ

Research Study 2

二苯环丙烯酮（diphencyprone，DPCP）在不同的人群中起效时间也是不同的。据目前有关这方面的有限研究表明，DPCP 平均起效时间为 12 周。而目前更为迫切的问题是，我们要等多长时间才能看到 DPCP 的效果，以及该什么时候选择不良反应更大的治疗方法。因此，我们对 2004—2009 年在 Razi 医院接受 DPCP 治疗的患者进行了 DPCP 起效时间及其他重要因素分析的研究。

本数据是从 Razi 医院档案中随机选取的研究对象所附问卷中获得的，结果如下所示。

- 患者从 2% DPCP 溶液致敏至任何头发长出的时间（时间 1）平均为 183.93 ± 104.73 天（34～639 天），中位数为 154 天，95% 的患者在 361.2 天内对治疗有反应。
- 男性患者时间 1 平均值为 163.31 ± 100.87 天，女性患者为 197.68 ± 105.78 天，两者间的差异有显著性（*P*=0.037，Mann–Whitney U 检验）。这意味着接受 DPCP 治疗的男性患者比女性患者更早起效。
- 脱发面积＜ 25% 的患者的时间 1 平均值为 191 ± 148.95 天，脱发面积为 25%～75% 的患者的时间 1 平均为 160.5 ± 92.99 天，而脱发面积＞ 75% 的患者该值平均为 204.37 ± 109.95 天。经 Kruskal–Wallis H 检验发现，差异有显著统计学意义（*P*=0.045），提示 DPCP 起效时间与病情严重程度有关。

• 伴有甲改变的患者的时间 1 平均为 212.0 ± 109.24 天，而无甲改变的患者则为 171.03 ± 100.75 天。经 Mann–Whitney U 检验发现，两者间的差异具有统计学意义。这意味着，有甲改变的患者 DPCP 起效较晚。

有一项既往研究示，从使用 2% DPCP 开始治疗到毛发生长的平均时间为 183.93 ± 104.73 天，这与本研究结果之间的差异具有统计学意义（$P < 0.001$），其原因还有待进一步研究。

既往研究并未被提及影响 DPCP 起效时间的有效因素。在我们的研究中，性别、甲改变和病情严重程度对 DPCP 起效时间（从 2% DPCP 溶液致敏至任何头发长出的时间）有影响，而家族史、特应性病史、甲状腺疾病史、开始治疗前的病程、开始治疗时的患者年龄及 2% DPCP 用量等因素对 DPCP 起效时间无影响。

一、概述

斑秃是一种常见的皮肤疾病，表现为突然发生的非瘢痕性脱发，最常见于头皮，在某些情况下，可累及整个头部（全秃）或整个头部和身体（普秃）。

斑秃在男女人群中的患病率为 0.1%～0.2% [3]，终生患病率为 1.7% [1, 2]。斑秃在年轻人中更常见，60% 的患者在 20 岁前发病 [4]，85.5% 的患者在 40 岁前发病 [5]。

1760 年，斑秃首次被描述，至今已提出了多种不同的病因学说。1837 年，身心压力和创伤学说 [6] 被提出；在 19 世纪末和 20 世纪初，一些细菌或寄生虫学说被提出 [7, 8]；1970 年，有学者提出了某种病毒可能是斑秃的病因[9, 10]。2004年，遗传因素被认为是斑秃的主要病因[11]。HLA家族和其他分子家族的多种等位基因与斑秃有关[12, 13]。自身免疫性及遗传因素和环境因素相互作用的理论最近得到了重视[12, 14]。

至今为止，仍无明确有效的方法来治疗或预防斑秃[4]。目前有多种方法用于斑秃的治疗，包括皮损内注射糖皮质激素[15, 16]、局部外用糖皮质激素[17, 18]、系统应用糖皮质激素[19]、外用米诺地尔[20–24]、外用蒽林[25, 26]、紫外线和补骨脂素（PUVA）联合应用[27–32]、环孢素[33–35]、他克莫司[36]及生物制剂[37–40]。以上所有的治疗都有一定的效果，然而，它们都不能达到根治。

另一种斑秃的潜在疗法是应用过敏原的局部免疫治疗，如二硝基氯苯、方形酸二丁酯和二苯环丙烯酮，这些过敏原通过在脱发部位形成接触性过敏性皮炎[4]，刺激头发生长。由于二硝基氯苯[41, 42]的并发症和方形酸二丁酯[43]的不稳定性，它们均不宜用于临床。

二苯环丙烯酮在1959年首次被制造出来[44]。这是一种强过敏原，可在98%～99%的患者中诱导过敏反应[45]。这种药对其他过敏原不敏感。由于二苯环丙烯酮全身性吸收少，而且价格便宜，因此它是应用最广泛的。

据不同的研究报道示，二苯环丙烯酮的有效率为4%～85%[45–48]。在重症斑秃患者中，二苯环丙烯酮的疗效较低。尽管二苯环丙烯酮有上述优点，但也有一些缺点，如在使用部位可引起轻度湿疹样反应和淋巴结肿大[2]。若在使用前充分告知患者有这些可能，患者是可以接受的。有2%～5%的患者可观察到更严重的并发症，如水疱形成、传播性接触性皮炎、瘙痒、心律失常和多形反应，有时需要局部应用糖皮质激素来治疗[50]。尽管如此，对重症斑秃，二苯环丙烯酮仍是比较有效的治疗方法[2–4, 51]。

不同患者使用二苯环丙烯酮的起效时间是不同的。有限的研究表明，平均起效时间为12周。我们需要等多久才能出现二苯环丙烯酮起效，以及我们什么时候应该使用不良反应较大的治疗方法，这都是一些较为紧迫的问题。因此，这里以2004—2009年在Razi医院接受二苯环丙烯酮治疗的斑秃患者为研究对象进行分析，研究二苯环丙烯酮的起效时间及其他重要因素。

二、目标

（一）整体目标

确定在2004—2009年，在Razi医院接受二苯环丙烯酮治疗的斑秃患者的起效时间。

（二）次要目标

1. 确定在2004—2009年，性别对在Razi医院接受二苯环丙烯酮治疗的斑秃患者的起效时间的影响。

2. 确定在2004—2009年，年龄对在Razi医院接受二苯环丙烯酮治疗的斑秃患者的起效时间的影响。

3. 确定在2004—2009年，病情严重度对在Razi医院接受二苯环丙烯酮治疗的斑秃患者的起效时间的影响。

4. 确定在2004—2009年，甲受累对在Razi医院接受二苯环丙烯酮治疗的斑秃患者的起效时间的影响。

5. 确定在2004—2009年，家族史对在Razi医院接受二苯环丙烯酮治疗的斑秃患者的起效时间的影响。

6. 确定在2004—2009年，特应性疾病史对在Razi医院接受二苯环丙烯酮治疗的斑秃的患者起效时间的影响。

7. 确定在2004—2009年，病程对在Razi医院接受二苯环丙烯酮治疗的斑秃患者的起效时间的影响。

（三）实际目标

1. 确定在不同性别的斑秃患者中，其二苯环丙烯酮治疗开始使用与起效的时间间隔。

2. 确定在不同年龄的斑秃患者中，其二苯环丙烯酮治疗开始使用与起效的时间间隔。

3. 确定在不同病情严重程度的斑秃患者中，其二苯环丙烯酮治疗开始使用与起效的时间间隔。

4. 确定在有无甲改变的斑秃患者中，其二苯环丙烯酮治疗开始使用与起效的时间间隔。

5. 确定在有无斑秃家族史的斑秃患者中，其二苯环丙烯酮治疗开始使用与起效的时间间隔。

6. 确定在有无特应性疾病史的斑秃患者中，其二苯环丙烯酮治疗开始使用与起效的时间间隔。

7. 确定在有无糖尿病史的斑秃患者中，其二苯环丙烯酮治疗开始使用与起效的时间间隔。

8. 确定在有无甲状腺疾病史的斑秃患者中，其二苯环丙烯酮治疗开始使用与起效的时间间隔。

三、总结

临床医生应提供完整而准确的病史，并在第一次访视时对患者进行检查。检查必须包括身体所有有毛发的部位和指甲。患者必须获得全面的信息，包括疾病的复发性质、预后和不同治疗的优缺点。因为 34%～50% 的患者会在 1 年内好转[52]，药物疗法并不建议对所有的患者都使用。然而，患者可能会坚持不同的治疗方法。应根据患者的年龄和疾病严重程度来选择合适的治疗方案。英国哥伦比亚大学（University of British Columbia）和纽约大学（New York University）皮肤科 2009 年发布的指南中指出，10 岁以下儿童的首选治疗方案是，每日 2 次 5% 米诺地尔溶液外用和中效糖皮质激素局部外用。对于 10 岁以上且头皮受累面积＜ 50% 的患者，皮损内注射曲安奈德是首选治疗。如果 6 个月后仍无反应，则应考虑其他治疗方案，如每日 2 次 5% 米诺地尔溶液外用、强效糖皮质激素和蒽林局部外用。

对于 10 岁以上且头皮受累面积 50% 以上的患者，可采用 DPCP 局部免疫治疗。对治疗有部分反应的患者，可尝试在剩下的脱发斑内注射曲安奈德。如果观察到治疗无效，可以停止治疗。其他替代治疗方法有 5% 米诺地尔溶液、蒽林局部外用等。

二苯环丙烯酮

皮肤免疫状况的改变可能导致许多常见的问题，如斑秃或皮肤疣。过敏原的局部免疫治疗可抑制疾病进展或达到痊愈的效果。

局部过敏原必须是安全的，且不应在人们周围环境中正常获得。而与其他物质相遇时，它们也不能引起过敏反应。

1965 年，三乙烯氨基苯醌（triethyleneiminobenzoquinone）作为第 1 个

皮肤过敏原，首次被用于治疗 DCC 和鳞状细胞癌的。然而，由于其有致突变性，应用逐渐减少。

第 2 个应用的过敏原是氮芥（nitrogen mustard），用于治疗 T 细胞淋巴瘤，但由于其不同的过敏特性和在系统性疾病中有致癌性，应用受到限制。

毒葛（poison ivy）是治疗斑秃的另一种局部过敏原。然而，由于它是自然生长的，而且会与橡树毒发生反应，因此不被认为是合适的药物。其他过敏原包括镍、福尔马林和嘧胺，由于它们存在于自然环境中，因此这些都不是很受欢迎。

二硝基氯苯（DNCB）、方形酸二丁酯（SADBE）、二苯环丙烯酮都是新的过敏原[53]。

二苯环丙烯酮是在 1959 年通过溴酮和二苄基酮（α, α– 二溴代苄基酮）结合，并苄基化后形成的。紫外线辐射和热量会使其分解为一氧化碳和二苯基乙炔。它的标准溶剂是丙酮，这是一种强吸收光基质，可以防止 DPCP 分解。DPCP 以较稀的五氯苯酚溶液装于褐色瓶子中，可室温保存 6 个月。

DPCP 是一种强效局部过敏原，98%～99% 的斑秃患者均对其敏感。它与其他过敏原没有交叉过敏。在药理学家、医生、护士中均可观察到该药引起的皮炎，这是该药的潜在风险之一。DPCP 无致突变作用。然而，若将 α, α– 二溴代苄基酮浸渍于 DPCP，则可能有体外致突变作用。DPCP 全身性吸收低，价格低廉，因此被广泛应用于临床[13]。

1. 使用指导

将 2% DPCP 溶液涂在约 10cm 的皮肤上，且 48h 内不能洗掉，应在 1～2 周后复查。患者会出现湿疹反应，这提示致敏成功。只有 1%～2% 的患者不会出现过敏反应。通常治疗从头皮一侧开始，另一侧作为对照。每次用药后，48h 内头部不可清洗或暴露在阳光下。初始浓度为 0.01%～0.1%，每周用药，直到出现轻微的相关性湿疹反应。

如果患者对治疗有反应（通常在 12 周后），头部两侧都可以治疗。头发完全生长通常需要 24 周。如果在 20～30 周内无反应，则应宣布治疗无效。如果毛发生长持续 3 个月，治疗间隔可逐渐延长，且 9 个月后停药。治疗的维持期最多为 3 年。

2. 注意事项

大多数医生均认为不应给 12 岁以下的儿童使用这种药物。然而，已经有儿童斑秃患者使用这种药物治疗，并显示出良好的反应。

孕妇不应使用本药物，如果在使用过程中妊娠，必须立即停止使用。在治疗过程中，不需进行全血细胞计数、肝肾功能检查等。使用这种药物的医护人员应该戴手套和采取其他保护措施[53]。

3. 不良反应

免疫疗法的不良反应是相当不可预测的，然而，患者可以耐受大部分不良反应。因为需要进行医疗监督，大多数医生不允许家庭治疗。白癜风和色素沉着是一些发生在用药部位的不良反应。局部水疱也很常见。有些患者可能会出现全身过敏反应或荨麻疹。并发症如多形红斑、发热、心悸、流感样综合征和头痛并不常见。7% 接受 DPCP 治疗的患者会有白癜风，而未接受治疗的患者中只有 2%～6% 会有白癜风。这就是众所周知的 Cobenz 现象[53]。

4. 作用机制

DPCP 治疗斑秃的作用机制目前尚未完全清楚。毛发生长可能需有过敏反应参与。如前所述，是毛球周围的 T 细胞导致脱发。有一种学说指出，局部过敏原通过形成抗原竞争来防止脱发。在接受 DPCP 治疗的患者中，CD4/CD8 比值由治疗前的 1/4 变为治疗后的 1/1。治疗后，毛球周围浸润中 CD4、CD8 和 CD7 细胞减少，角质形成细胞中的 ICAM-1 也降低。另一种机制是系统性抑制延迟炎症反应。经 DPCP 治疗后，细胞内 Bcl-2 表达增加也是一种可能的机制[54]。此外，与角质形成细胞产生的细胞因子对抗也有可能是其作用机制[53]。

5. 既往研究结果

(1) 2010 年，不列颠哥伦比亚省皮肤与皮肤病中心的 Alkhalifeh 等撰写了一篇关于 AA 治疗的综述文章。与其他治疗方法一样，局部免疫治疗也被讨论过。

用于 AA 治疗的致敏剂有 DNCB、方形酸二丁酯（SADBE）和 DPCP。DPCP 是治疗 AA 最合适的连接致敏剂，可置于棕色瓶中避免紫外线照射，保存方便。DPCP 治疗 AA 最重要的预后因素是疾病的严重程度、治疗前病程和甲改变，其他疗效影响因素包括年龄、发病年龄、特应性病史和 AA 家族史。

首先，用 2% DPCP 丙酮溶液在患者头部 4cm × 4cm 范围内致敏。2 周后，将 1/10 000 的溶液涂抹在 50% 的头皮上，后按周复诊，逐渐增加 DPCP 浓度，直至在用药后 24～36h 内出现轻微瘙痒和红斑。当达到合适浓度后，每周按此浓度继续进行治疗。DPCP 溶液必须在头皮上停留 48h，在此期间，头皮不能暴露在阳光下。48h 后方可清洗头皮。在半侧头皮起效后，才全头涂 DPCP 继续治疗。从开始治疗到头发生长，平均需要 3 个月。为了达到更好的结果，常需要 12 个月的治疗。治疗 6 个月后如无毛发生长，可停止治疗。如果患者对 2% DPCP 溶液无反应，可用 SADBE 来诱导皮炎。轻微的湿疹对治疗反应就足够了。然而，如果出现水疱反应或水疱等并发症，患者必须洗掉 DPCP 溶液，在湿疹部位局部使用糖皮质激素，并咨询医生。

颈部淋巴结病、结缔组织性荨麻疹、流感样症状、多形红斑样反应、色素沉着或色素减退，甚至白癜风都是 DPCP 治疗中不希望出现的并发症。

虽然没有对一半头皮进行 RCT、DNCB 或 DPCP 的研究，以区分其疗效与疾病的意外改善，但 DPCP 治疗的成功率为 50%～60%。而疾病的意外改善率约为 17%。治疗后 2.5 年，AA 的复发率平均为 56%。

本研究结论是，DPCP 是一种成人 AA 患者，尤其是超过 50% 头皮受累患者的可选性治疗 [56]。

(2) 雅典医科大学的 Stamatis Gregoriou [57] 在一篇综述文章中，探讨了细胞因子和其他介质对 AA 的影响。有文献报道示，结缔组织性致敏剂治疗 AA 强调了细胞因子在 AA 发病中的干预作用。

DPCP 治疗 AA 可影响白细胞迁移，如单核细胞迁移增加和树突状细胞向淋巴结迁移减少。这些发现表明，DPCP 治疗有效可能是通过接触性过敏调节了局部介质和细胞因子。在这方面，我们用 Renbok 现象来形容结缔组织性致敏剂对斑秃的反应。

AA 患者在接受 DPCP 治疗时，毛囊周围主要是 $CD8^+$ 和 $CD1a^+$ 细胞浸润。CD44 和 CD49d 更常见于毛囊表面。树突状 $CD1a^+$ 细胞的增多表明 DPCP 阻碍了抗原显示细胞的迁移，而 CD44 和 CD49d 在白细胞从血管中溢出中起关键作用。DPCP 治疗成功后，毛囊周围 CD4/CD8 比值由 4∶1 降至 1∶1。同时由于 IL–1b 释放减少，以及 IL–2、IL–8、IL–10 和 TNF–α 释放增加，IFN–γ 分泌减少。

应用 DPCP 可使毛球及毛球上部区域白细胞数量增加，这些新增的白细胞可阻止 $CD4^+$ 和 $CD8^+$ 细胞的自发活动。所有这些事件都是由多种细胞因子介导的 [57]。

(3) 2007 年，在 Avagrayno 等的一项研究中，64 例脱发面积广泛且对 2% DPCP 耐药的 AA 患者被致敏。在每周访视中，给予患者较高浓度的溶液治疗，直到涂药 48h 内出现轻微红斑和瘙痒，然后保持浓度不变。在完成治疗的 54 例患者中，有 45 例患者对治疗有效。初始见效时间为

（3.48 ± 1.05）个月。其中 20 例患者显示出极好疗效，15 例患者疗效较好，9 例患者疗效中等，1 例患者疗效轻微。平均起效时间最长为（6.14 ± 1.48）个月。68.9% 的患者复发且再次接受治疗。统计分析显示，AA 发病时间、年龄、性别、甲受累与治疗反应之间无关。

(4) 2006 年，在 Sutiriadis 等的一项研究中，41 例重度 AA 患者（17 例全秃和 14 例普秃）接受了 DPCP 治疗。首先，用 2% DPCP 溶液致敏，然后在每周就诊时，用 0.001% 溶液治疗患者。每周的溶液浓度逐渐增加，直到溶液浓度在 48h 内能引起轻微发红和瘙痒。之后，以该浓度继续治疗 6～12 个月。38 例患者完成治疗。39.5% 的患者在 6 个月内有明显毛发再生。治疗 1 年后，有 66.6% 的患者治疗有效 [51]。

(5) 2005 年，一项由 Sirfi 和 Akhiani 在德黑兰医科大学皮肤科进行的回顾性研究，纳入了 123 例 AA 患者，包括 57 例男性和 66 例女性，69.9% 的患者年龄为 20—30 岁，24.4% 的患者有 AA 家族史，8.9% 的患者有甲状腺疾病，51.4% 的患者有与疾病相关的自身抗体阳性 [55]。

(6) 2005 年，在德黑兰医学科学大学的一项研究中，Pazooki 等对大量慢性 AA 患者在 DPCP 治疗前后进行了头皮环钻活检，并采用免疫组化方法观察 Bcl–2 表达情况。DPCP 治疗后达到完全缓解或部分缓解患者的 Bcl–2 表达水平显著高于治疗前。这种差异在对治疗无效的患者中则没有观察到 [54]。

(7) 2005 年，在 *BMC Dermatology* 上发表了一篇论文，关于 Shahin Aghaei 在 Jahrom 进行的 28 例接受 DPCP 治疗的 AA 患者。结果显示，27 例患者完成治疗，总有效率 81.5%，22.2% 的患者完全恢复（90%～100% 头发生长），59.3% 的患者部分恢复(10%～90% 头发生长）。随访 6 个月后，复发率为 50.9%。年龄和病程与治疗反应无统计学关联。作为该研究的领导者，J.F Norris 和 Susan Macdonald 认为，DPCP 是让重症 AA 患者头发生长的有效过敏原[58]。

(8) 2004 年，在 Lucarini Simonetti 等的一项免疫组化研究中，研究了血管内皮生长因子（VEGF）、凋亡抑制因子（survivin，p16）和 CCL27 在 AA 患者接受 DPCP 治疗前后的水平。结果表明，AA 患者毛囊内 VEGF 的强度低于正常。治疗后，毛囊细胞增多。此外，治疗后这些患者局部血管增加，这可能与内皮细胞中 survivin 增多有关，p16（一种凋亡抑制因子）也会有所增加。

因此，局部免疫治疗在血管生成、毛囊角质形成细胞中对 VEGF 的增加，以及延长内皮细胞寿命的 survivin 的增加均起着至关重要的作用。DPCP 也会改变毛球周围 CD4/CD8 比值，恢复至正常水平。

(9) 2003 年 Jerry Shapiro 等进行了一项关于大鼠和小鼠经 DPCP 治疗后的毛发生长情况的研究，发现在大多数使用 DPCP 部位均可以看到毛发生长，免疫组化分析也提示治疗成功后 CD8 淋巴细胞浸润减少。

(10) Rudolf Happle 在一篇名为“*Diphencyprone for treatment of alopecia areata (AA): more data new aspects*”的论文中提出，“似乎在严重斑秃患者中，与其他疗法相比，这种方法是最有效的一种”[49]。

(11) Desmond J. Tobin 等[59]对 11 例严重斑秃患者进行了半侧头皮的 DPCP 治疗，分别在治疗开始前、半头毛发生长后、治疗期间和治疗结束后采集血样，采用间接免疫荧光法和免疫印迹法测定血液中抗毛囊抗体水平。结果表明，在全头皮有头发生长的患者中，抗毛囊抗体明显下降。与此相反，如果患者只有半侧头皮接受了 DPCP 治疗，且只有半侧头皮有毛发再生，抗体滴度并没有下降，甚至有时还会上升。本研究有助于寻找 AA 的靶抗原，抗毛囊抗体可以作为评价疾病活动或头发再生情况的一个指标[59]。

(12) 2001 年意大利 LÁquila 皮肤科的 Claudia Cotellessa 等在一项研究中，探讨了 DPCP 在斑秃治疗中的应用。56 例大面积、慢性斑秃患者被纳入一项临床试验，患者经 2% DPCP 溶液致敏后，每周在半侧头皮上使用 0.001% 溶液进行治疗，为期 6～12 个月。52 例患者完成治疗，其中 25 例患者在 6 个月内有终毛生长。治疗最常见并发症是用药部位出现湿疹反应。随访发现，60% 的患者在 6～18 个月（平均 12 个月）内有好转。研究人员认为，外用 DPCP 治疗斑秃是一种有效的治疗方法，患者可耐受，且具有长期治疗效果 [48]。

(13) 2001 年，Marnic Wiseman 等在不列颠哥伦比亚省温哥华医院进行了 AA 患者接受 DPCP 治疗的研究，纳入了 148 例患者。在本研究中，将治疗成功定义为终毛生长到可以在美学上被接受。经过 32 个月的治疗和随访，77.9% 的患者对治疗有效。其疗效反应水平与患者发病时的年龄和疾病严重程度有显著关系，从某种程度上说，发病年龄越大，成功率就越高，而疾病严重程度越低，成功率越高。从开始治疗到头发生长需 3 个月。62.6% 的患者在达到可接受的改善前复发。本研究的结论是，对 DPCP 治疗的反应与疾病严重程度和发病年龄有关，但仍需治疗更长的时间来进一步论证 [60]。

(14) 1998 年，Trueb 和 Pericin 一起对 68 例重症 AA 患者进行了 DPCP 治疗，总有效率为 70.6%。30.9% 的患者完全恢复，39.7% 的患者部分恢复。只有疾病严重程度能有效预警。这些患者的复发率也很高。

(15) 2008 年 11 月，Sharma 和 Muralidhar 对印度 AA 患者进行了另一项研究，成功率为 33%。

(16) 在 1996 年 Schuttelaa 等的一项研究中，部分 AA 儿童接受了 DPCP 治疗。27% 全秃（alopecia areata totalis，AAT）儿童和 405 例局限型斑秃（alopecia areata localized，AAL）儿童在治疗结束后毛发生长正常。作者认为，DPCP 是治疗儿童 AAT 和 AAL 的有效药物。

(17) 1996 年 Jerry Shapiro 发表了一项研究，探讨了 AA 与某些疾病的关系。作者认为某些疾病与 AA 之间存在联系，但是不能说哪个是另一个的原因，这种联系的原因仍然是未知的。所提到的疾病如下所示。

① 特应性疾病：患有 AA 和特应性疾病的患者更有可能表现为严重类型的 AA，可能对治疗抵抗。

② 甲状腺疾病：甲状腺疾病与 AA 有关;8% 的 AA 患者有甲状腺疾病，高于正常人群的 2%。尽管有这种联系，甲状腺治疗并不能导致 AA 恢复。

③ 白癜风：AA 患者白癜风的发生率比正常人高 4 倍。当然，必须注意的是，白癜风发生在敏感和受损的皮肤，因此局部免疫治疗不能用于这些患者 AA 的治疗。

④ 自身免疫性疾病：糖尿病和类风湿关节炎似乎在 AA 患者家族中更为普遍。

(18) 1996 年 Aldridge 和 Gordon 等在另一项研究中，对 48 例重度 AA 患者采用 DPCP 治疗。38% 的患者在 30 个月后毛发生长良好。本研究显示，甲改变、特应性病史、病程较长对预后有不良影响。

(19) 1991 年在一项由 Pepal 和 Macdonald Hull 进行的研究中，12 例脱发面积广泛的重症 AA 儿童接受了 DPCP 治疗。67% 的患儿有头发生长，其中 33% 的患儿头发完全生长。停止治疗 6 个月后，4 例患儿中有 3 例头发恢复，1 例患儿头发全部脱落，其中 1 例患儿在治疗时有斑片状的头发，而在治疗后头发完全长满。

(20) 1988 年,《英国皮肤病学杂志》(*British Journal of Dermatology*)发表了一项研究，有 36 例病程为 1～54 年的 AA 患者接受了 DPCP 治疗。在本研究中，首先治疗一侧头皮，另一侧作为对照。如果被治疗侧有毛发生长，才治疗另一侧头皮。7 例患者继续这种治疗，其中 1 例患者的头发逐渐生长。在剩下的 28 例患者中，50% 的患者在治疗侧有毛发生长，8 例(29%)患者在整个头皮均有毛发生长。

四、研究设计

研究类型：横断面研究。

研究人群：2004—2009 年在 Razi 医院接受 DPCP 治疗的斑秃患者。

自变量：年龄、性别、病程、疾病严重程度、AA 家族史、特应性病史、甲状腺疾病史、糖尿病或类风湿病史、甲受累。

因变量：DPCP 起效时间。

抽样方法：收集 2004—2009 年在 Razi 医院收治的所有斑秃患者资料，对所有符合我们研究入组标准和排除标准的档案进行研究。

五、入组标准

2004—2009 年，在 Razi 医院就诊的所有斑秃患者，且至少进行过 10 次咨询或使用这种药物治疗 1 年者。

排除标准

1. 缺乏及时和多次咨询者。
2. 没有随访，也没有停止治疗者。
3. 治疗期间妊娠者。
4. 任何因慢性疾病要使用糖皮质激素者。
5. 因心血管疾病停止治疗者。

有上述任何一种情况的患者将被排除在本研究之外。

数据收集工具和方法：数据的收集和分析是基于附在 Razi 医院患者存档档案上的样本问卷。

六、数据分析

采用SPSS软件进行统计分析。首先，计算DPCP的平均起效时间；然后，用χ^2检验、Kolmogorov-Smirnov检验、Kruskal-Wallis H检验和MannWhitney U检验等统计学方法，分析DPCP平均起效时间与年龄、性别、疾病严重程度、甲受累、特应性病史、病程、糖尿病史和甲状腺疾病史的关系。结果在下文中以表格和描述性分析曲线的形式展示。

（一）伦理审查

只有获得患者同意，才有可能使用所获得的数据。

• 完全遵守医学道德和条例。

（二）项目的局限性

• 由于医院工作人员和研究人员之间缺乏协调而导致的执行问题可能会拖慢项目进度。这些问题可以通过与研究人员协商研究方法来解决。

• 数据不完整，可以通过再次拜访患者或联系他们来完善。

• 在有效前，患者不进行后续治疗。这可能是由于他们个人的感觉，而这种感觉可以通过与患者交谈来解决，并赢得他们的信任来解决。

• 由于管理问题，使用Razi医院档案的时间有限。研究人员可在非工作时间使用文件。

• 精确地标记开始治疗和DPCP起效时间很重要。然而，有些档案并没有准确的日期，这导致了大量的档案无法使用。日期的精确记录对未来的研究可能有巨大的帮助。

• 老年患者的地址和电话经常变化，导致大量的无用信息。更新数据文件可以解决这些问题。

（三）结果

由于符合入组标准且不符合排除标准的患者数量有限，我们不得不使用 2004—2009 年转诊至 Razi 医院的 AA 患者的数据，而不是 2005—2008 年转诊至 Razi 医院的患者的数据。数据分布如下所示。

• 在 105 例研究患者中，男性 42 例（40%），女性 63 例（60%）（图 17–1）。

• 其中 68.6% 的患者（72 例）无甲改变，31.4% 的患者（33 例）有甲改变（图 17–2）。

• 在 105 例患者中，12.4% 的患者（13 例）有特应性病史，87.6% 的患者（92 例）无特应性病史（图 17–3）。

• 在 105 例患者中，20% 的患者（21 例）有 AA 家族史，80% 的患者（84 例）无 AA 家族史（图 17–4）。

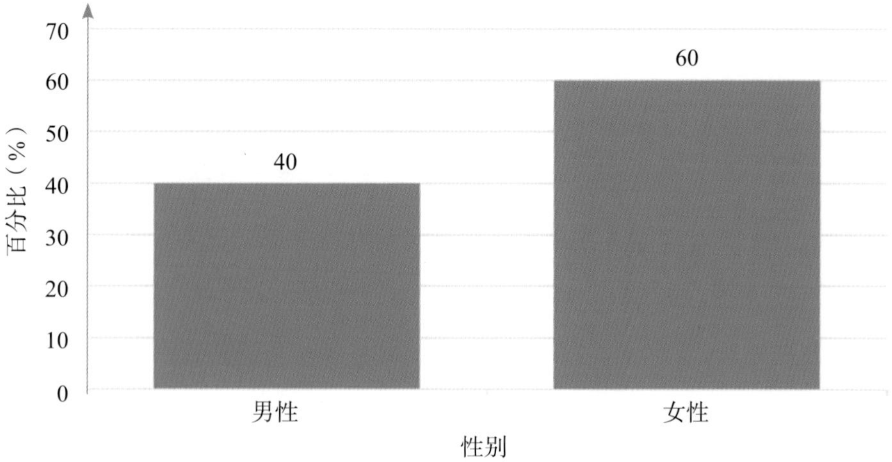

▲ 图 17–1　性别描述性分析曲线

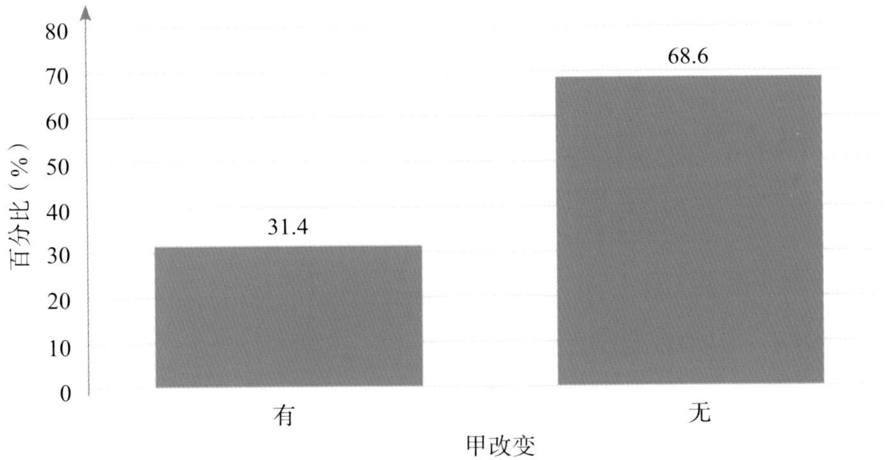

▲ 图 17-2　甲改变情况描述性分析曲线

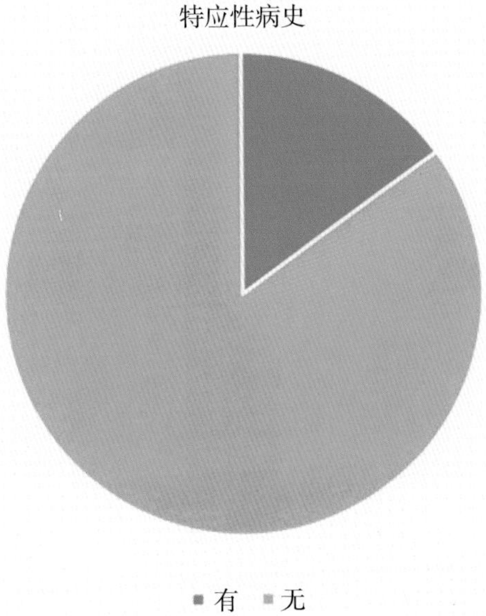

◀ 图 17-3　特应性病史情况描述性分析曲线

• 2.9% 的患者（3 例）脱发受累面积＜ 25%，45.7% 的患者（48 例）脱发受累面积在 55%～75%，51.4% 的患者（54 例）脱发受累面积＞ 75%（图 17-5）。

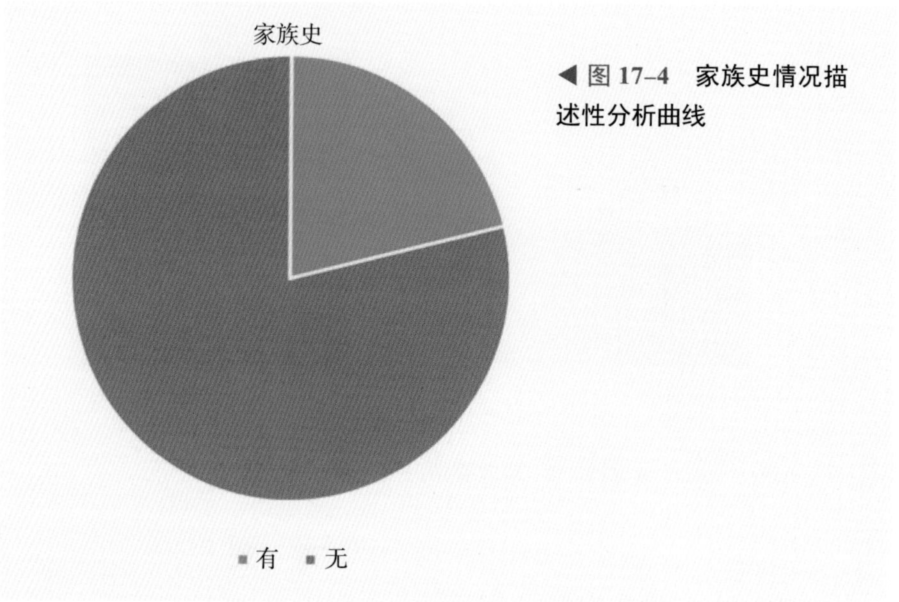

◀ 图 17-4　家族史情况描述性分析曲线

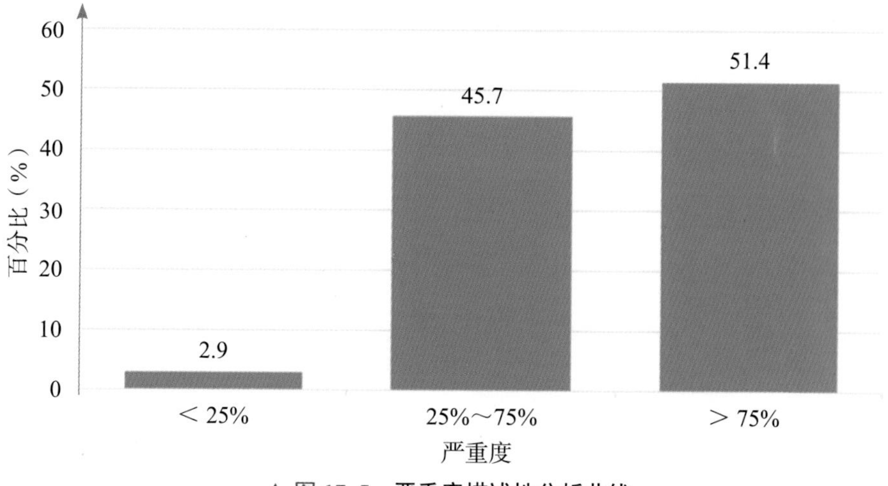

▲ 图 17-5　严重度描述性分析曲线

• 11.4% 的患者（12 例）有甲状腺病史，88.6% 的患者（93 例）无甲状腺病史（图 17-6）。

• 只有 1 例患者有糖尿病史，其余均没有。他们在治疗开始时都没有糖尿病。

• 66.7%的患者第1次用药即致敏，21%的患者需要第2次用药，10.5%的患者需要第3次用药，1%的患者需要3次以上用药才能致敏（图17–7）。

• 平均发病年龄为（16.62±9.95）岁，且超过59百分位数以上（15岁）（表17–1和图17–8）。68.6%的患者发病时间在20岁之前，31.4%的患者发病时间在20岁之后（图17–9）。

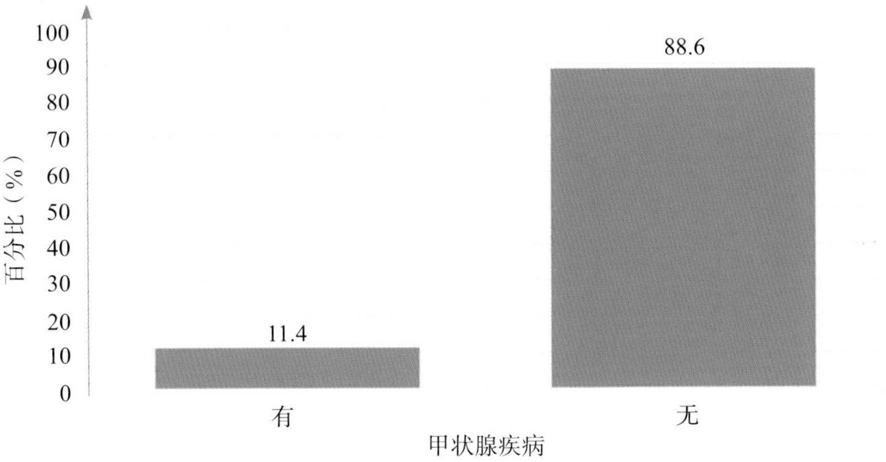

▲ 图17–6 甲状腺疾病情况描述性分析曲线

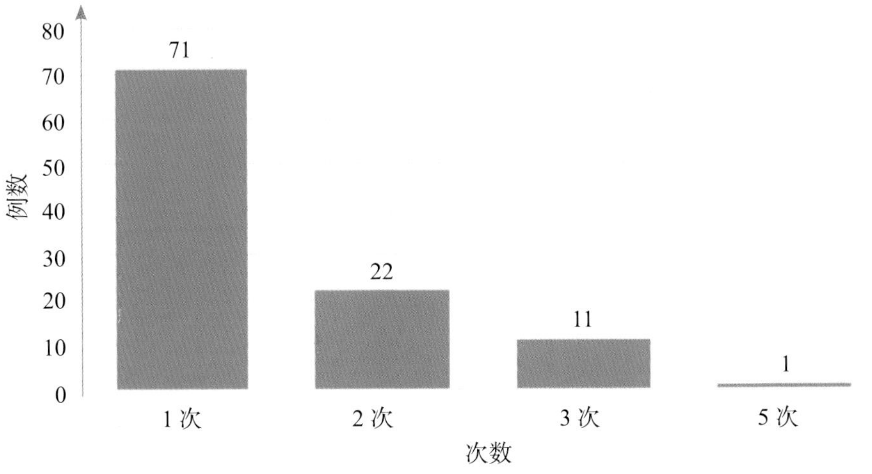

▲ 图17–7 用药致敏情况描述性分析曲线

表 17-1　患者及疾病的统计学资料

	发病年龄（岁）	病程（年）	开始治疗的年龄（岁）	时间 1[a]（天）	时间 2[b]（天）	时间 3[c]（天）
平均值	16.62	7.2	23.82	183.93	158.28	108.9
标准差	9.95	6.6	9.73	104.73	104.12	78.15
上限	48	37	65	629	629	377
下限	2	0	8	14	14	14

a. 从 2% DPCP 溶液致敏至任何头发长出的时间；b. 从每周使用低浓度 DPCP 治疗至任何头发长出的时间；c. 从每周使用 DPCP 治疗引起轻微皮炎至任何头发长出的时间

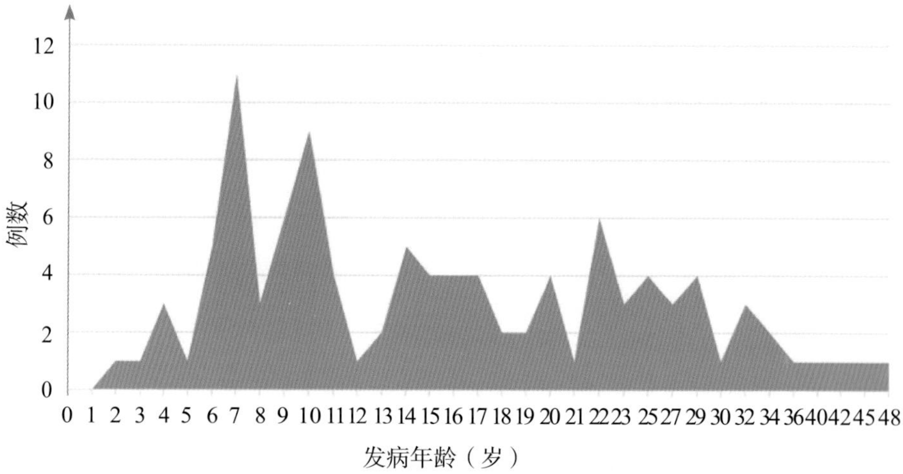

▲ 图 17-8　发病年龄描述性分析曲线（一）

• 治疗前的平均病程为 7.2 ± 6.60 年（0～37 年），这一平均值也超过了 50 百分位数（5 年）（表 17-1 和图 17-10）。

• 本研究样本开始治疗的平均年龄为 23.82 ± 9.73 岁（8—65 岁），也超过 50% 的样本（22 岁）（表 17-1 和图 17-11）。

• 从 2% DPCP 溶液致敏至任何头发长出的时间平均为 183.93 ± 104.73 天（34～639 天）（时间 1），第 50 百分位数是 154 天，且 95% 的患者在治疗后的 361.2 天内有反应（表 17-1 和图 17-12）。

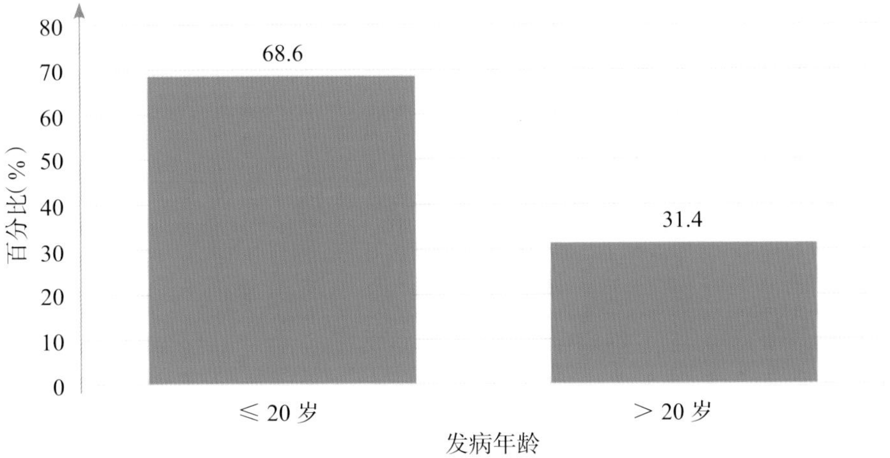

▲ 图 17-9 发病年龄描述性分析曲线（二）

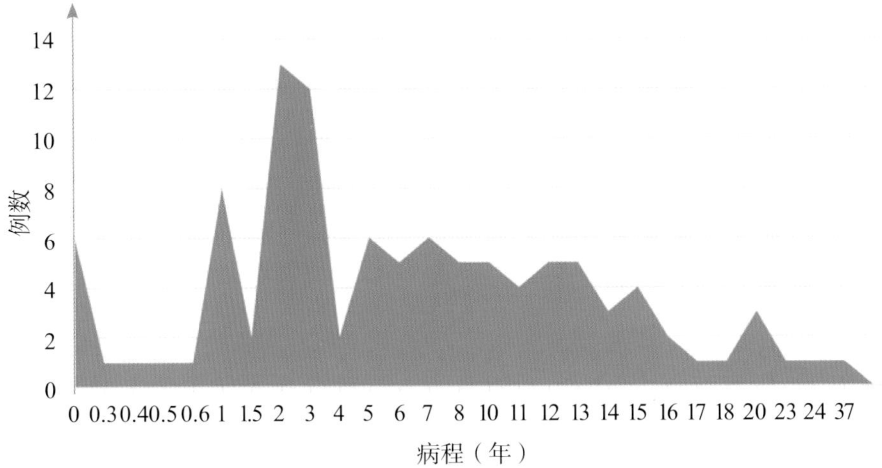

▲ 图 17-10 病程描述性分析曲线

- 从每周使用低浓度DPCP治疗至任何头发长出的时间平均是158.28±104.125天（14～629天）（时间2），第50百分位数是130天，且95%的患者在开始每周治疗后的347.9天内有反应（表17-1和图17-13）。
- 从每周使用DPCP治疗引起轻微皮炎至任何头发长出的时间平均是108.90±78.156天（14～377天）（时间3），第50百分位数是91天，且95%的患者在引起轻微皮炎后的253.4天内有反应（表17-1和图17-14）。

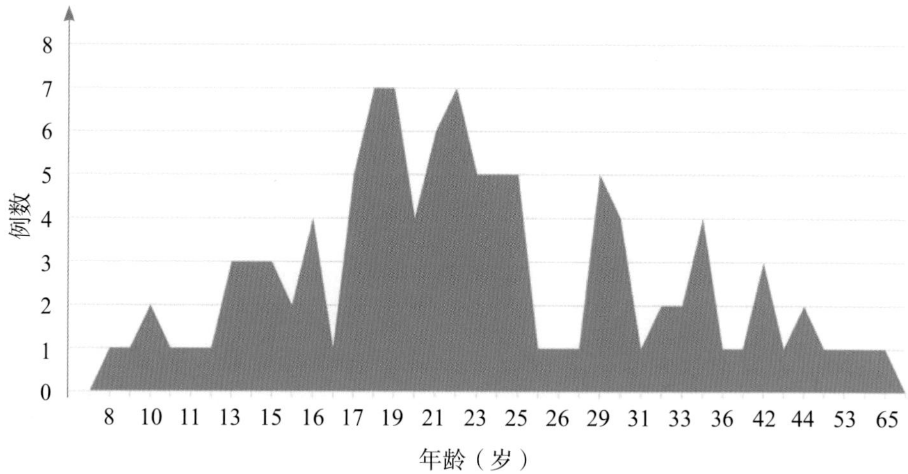

▲ 图 17-11　接受治疗的患者年龄描述性分析曲线

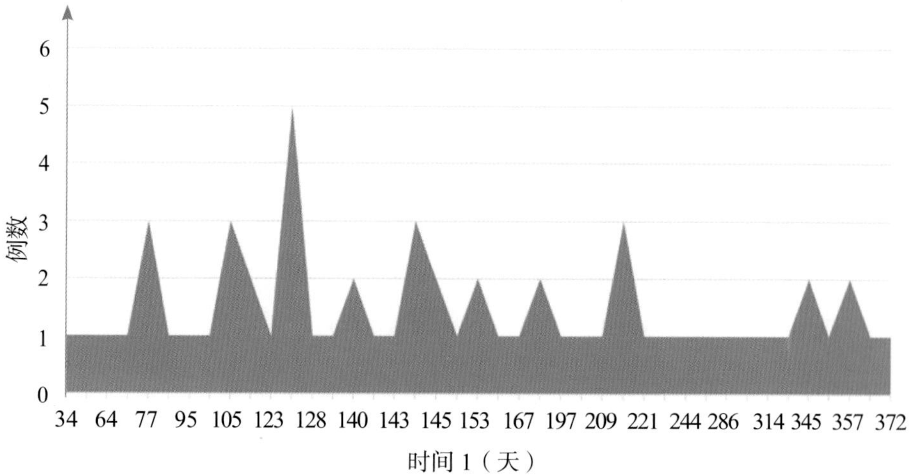

▲ 图 17-12　时间 1 描述性分析曲线

时间 1. 从 2% DPCP 溶液致敏至任何头发长出的时间

经单样本 Kolmogorov-Smirnov 检验发现，在所有变量中，只有时间 2（从每周使用低浓度 DPCP 治疗至任何头发长出的时间）服从正态分布，其余变量都不是正态分布。

发病年龄的 P 值为 0.049。从 2% DPCP 溶液致敏至任何头发长出的起效时间（时间 1）的 P 值为 0.04。从每周使用 DPCP 治疗引起轻微皮炎至任何头发长出的起效时间（时间 3）的 P 值为 0.027。治疗前病程的 P 值

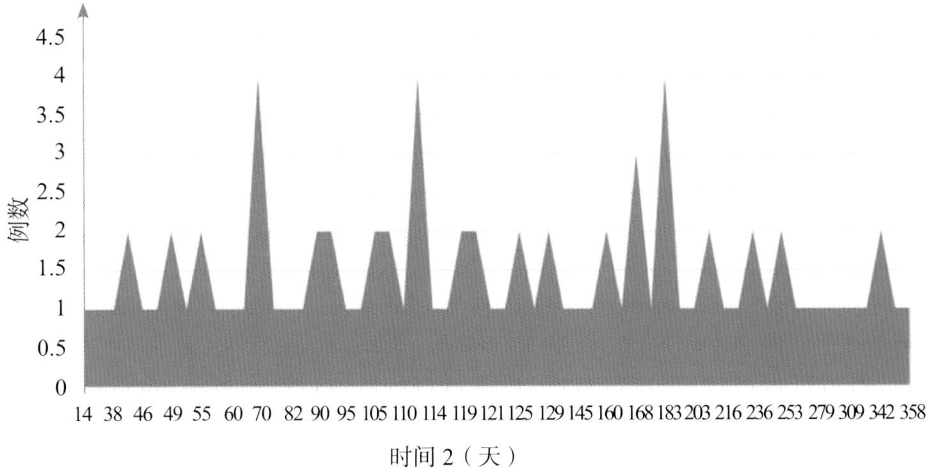

▲ 图 17-13　**时间 2 描述性分析曲线**

时间 2. 从每周使用低浓度 DPCP 治疗至任何头发长出的时间

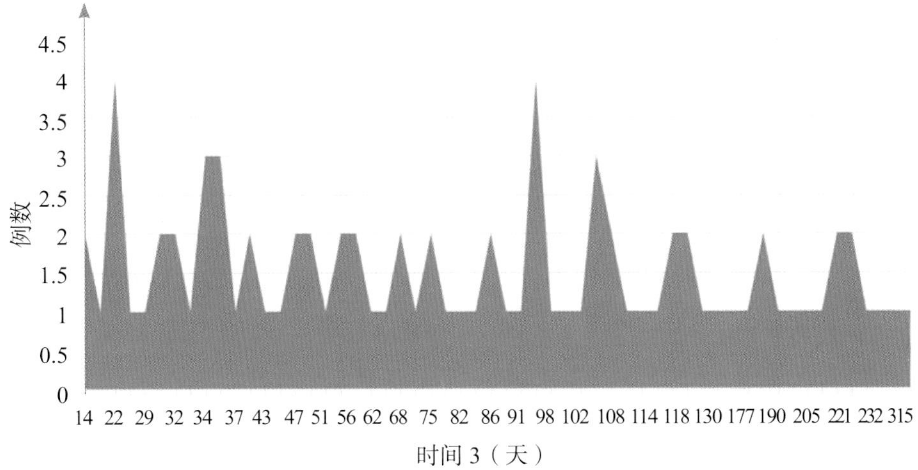

▲ 图 17-14　**时间 3 描述性分析曲线**

时间 3. 从每周使用 DPCP 治疗引起轻微皮炎至任何头发长出的时间

为 0.006，开始治疗时年龄的 *P* 值为 0.021。

- 88.6% 的患者无甲状腺疾病史，其中女性多于男性（57% vs. 43%）。经自由度为 1 的卡方分析发现，此差异无统计学意义（*P*=0.08）（表 17-2）。

- 31.4% 的患者有甲改变，其中女性多于男性（63.6% vs. 36.4%）。然而，经自由度为 1 的卡方分析发现这种差异不显著（*P*=0.6）（表 17-2）。

• 80% 的患者无 AA 家族史，其中女性多于男性（56% vs. 44%）。经自由度为 1 的卡方分析发现差异不显著（*P*=0.09）（表 17–2）。

• 12.4% 的患者有特应性病史，其中女性多于男性（53.8% vs. 46.2%）。然而，经自由度为 1 的卡方分析发现这一差异不显著（*P*=0.62）（表 17–2）。

• 2.9% 的患者脱发面积＜ 25%，其中男性多于女性（66.7% vs. 33.3%）；45.7% 的患者脱发面积为 25%～75%，其中女性多于男性。51.4% 的患者脱发面积＞ 75%，其中女性多于男性（66.7% vs. 33.3%）。经自由度为 2 的 Kruskal–Wallis H 检验发现，这些差异均无统计学意义（*P*=0.280）（表 17–2 和表 17–3）。

表 17–2 不同性别的基线疾病分布情况

	男 性	女 性
脱发面积＜ 25%	2（66.7%）	1（33.3%）
脱发面积 25%～75%	22（45.8%）	26（54.2%）
脱发面积＞ 75%	18（33.3%）	36（66.7%）
甲改变（+）	12（36.4%）	21（63.6%）
甲改变（−）	30（41.7%）	42（58.3%）
AA 家族史（+）	5（23.8%）	16（76.2%）
AA 家族史（−）	37（44%）	47（56%）
特应性病史（+）	6（46.2%）	7（53.8%）
特应性病史（−）	36（39.1%）	56（60.9%）
甲状腺疾病史（+）	2（16.7%）	10（83.3%）
甲状腺疾病史（−）	40（43%）	53（57%）

表 17–3 不同脱发面积的基线疾病分布情况

	脱发面积＜ 25%	脱发面积 25% ～ 75%	脱发面积＞ 75%
男性	2（4.8%）	22（52.4%）	18（42.9%）

（续表）

	脱发面积＜25%	脱发面积25%～75%	脱发面积＞75%
女性	1（1.6%）	26（41.3%）	36（57.1%）
甲改变（+）	1（3%）	10（30.3%）	22（66.7%）
甲改变（−）	2（2.8%）	38（52.8%）	32（44.4%）
特应性病史（+）	0（0%）	7（53.8%）	6（46.2%）
特应性病史（−）	3（3.3%）	41（44.6%）	48（52.2%）
AA家族史（+）	0（0%）	12（57.1%）	9（42.9%）
AA家族史（−）	3（3.6%）	36（42.9%）	45（53.6%）
甲状腺疾病史（+）	0（0%）	4（33.3%）	8（66.7%）
甲状腺疾病史（−）	3（3.2%）	44（47.3%）	46（49.5%）

- 脱发面积＜25%的患者中有33.3%的患者有甲改变，脱发面积为25%～75%的患者中有20.8%的患者有甲改变，脱发面积＞75%的患者中有40.7%有甲改变。经自由度为2的Kruskal-Wallis H检验发现，这些差异均无统计学意义（P=0.099）（表17-3）。

- 脱发面积＜25%的患者中AA家族史阳性率为0%，脱发面积为25%～75%的患者中AA家族史阳性率为25%，脱发面积大于75%的患者中AA家族史阳性率为16.7%。经自由度为2的Kruskal-Wallis H检验发现，这些差异均无统计学意义（P=0.395）（表17-3）。

- 脱发面积＜25%的患者中有特应性病史率为0%，脱发面积为25%～75%的患者中有特应性病史率为14.6%，脱发面积＞75%的患者中有特应性病史率为11.1%。经自由度为2的Kruskal-Wallis H检验发现，这些差异均无统计学意义（P=0.7）（表17-3）。

- 脱发面积＜25%的患者中有甲状腺疾病史率为0%，脱发面积为25%～75%的患者中有甲状腺疾病史率为8.3%，脱发面积＞75%的患者中有甲状腺疾病史率为14.8%。经自由度为2的Kruskal–Wallis H检验发现，这些差异均无统计学意义（*P*=0.487）（表17–3）。

- 男性患者的平均发病年龄为17.36±8.45岁，女性患者为16.13±10.88岁。经Mann–Whitney U检验，*P*值为0.204，此差异无统计学意义（表17–4）。

- 男性患者治疗前的平均病程为5.11±5.04年，女性患者为8.6±7.16年。经Mann–Whitney U检验，*P*值为0.003，此差异具有统计学意义。这意味着女性在治疗前患病的时间更长（表17–4）。

- 男性患者时间1（从2% DPCP溶液致敏至任何头发长出的时间）的平均值为163.31±100.87天，女性为197.68±105.78天。经Mann–Whitney U检验，*P*值为0.037，这一差异具有统计学意义，这意味着女性患者的DPCP起效较晚（表17–4）。

- 男性患者时间2（从每周使用低浓度DPCP治疗至任何头发长出的时间）的平均值为136.81±96.2天，女性为172.59±107.45天。经自由度为103的独立样本*t*检验，CI为95%，*P*值为0.085，认为该值无显著统计学意义（表17–4）。

- 男性患者时间3（从每周使用DPCP治疗引起轻微皮炎至任何头发长出的时间）的平均值为100.79±81.04天，女性为114.3±76.34天。经Mann–Whitney U检验，*P*值为0.273，此差异无显著统计学意义（表17–4）。

- 有甲改变患者发病时的平均年龄为16.55±8.86岁，无甲改变患者发病时的平均年龄为16.65±10.48岁。经Mann–Whitney U检验，*P*值为0.683，此差异无显著统计学意义（表17–4）。

- 有甲改变患者的时间1（从2% DPCP溶液致敏至任何头发长出的时间）的平均值为212.09±109.24天，无甲改变患者的为171.03±100.75天。

经 Mann–Whitney U 检验，P 值为 0.035，这一差异具有统计学意义。换句话说，在有甲改变患者中，用 2% 溶液致敏后可以看到头发的生长（表 17–4）。

• 有甲改变患者的时间 2（从每周使用低浓度 DPCP 治疗至任何头发长出的时间）的平均值为 186.76 ± 108.88 天，无甲改变患者的为 145.22 ± 99.94 天。经自由度为 103 的独立样本 t 检验，CI 为 95%，P 值为 0.057，这个差异无显著统计学意义（表 17–4）。

• 有甲改变患者的时间 3（从每周使用 DPCP 治疗引起轻微皮炎至任何头发长出的时间）的平均值为 114.21 ± 84.08 天，无甲改变患者的为 106.46 ± 75.77 天。经 Mann–Whitney U 检验，P 值为 0.912，认为这一差异无显著统计学意义（表 17–4）。

• 有 AA 家族史患者的平均发病年龄为 16.67 ± 11.44 岁，无 AA 家族史患者的平均发病年龄为 16.61 ± 9.62 岁。经 Mann–Whitney U 检验，P 值为 0.764，认为此差异无统计学意义（表 17–4）。

• 有 AA 家族史患者的时间 1（从 2% DPCP 溶液致敏至任何头发长出的时间）的平均值为 210.67 ± 126.41 天，无 AA 家族史患者的平均值为 177.25 ± 98.32 天。经 Mann–Whitney U 检验，P 值为 0.228，认为差异无统计学意义（表 17–4）。

• 有 AA 家族史患者的时间 2（从每周使用低浓度 DPCP 治疗至任何头发长出的时间）的平均值为 184 ± 132.96 天，无 AA 家族史患者的平均值为 151.85 ± 95.47 天。经自由度为 103 的独立样本 t 检验，CI 为 95%，P 值为 0.207，这个差异无显著统计学意义（表 17–4）。

• 有 AA 家族史患者的时间 3（从每周使用 DPCP 治疗引起轻微皮炎至任何头发长出的时间）的平均值为 114 ± 83.67 天，无 AA 家族史患者的平均值为 107.48 ± 77.17 天。经 Mann–Whitney U 检验，P 值为 0.822，认为差异无显著统计学意义（表 17–4）。

• 有特应性病史患者的平均发病年龄为 18.62±11.01 岁，无特应性病史患者的平均发病年龄为 16.34±9.83 岁。经 Mann–Whitney U 检验，*P* 值为 0.489，此差异无统计学意义（表 17–4）。

• 有特应性病史患者的时间 1（从 2% DPCP 溶液致敏至任何头发长出的时间）的平均值为 180.92±84.02 天，无特应性病史患者的平均值为 184.36±107.71 天。经 Mann–Whitney U 检验，*P* 值为 0.73，此差异无统计学意义（表 17–4）。

• 有特应性病史患者的时间 2（从每周使用低浓度 DPCP 治疗至任何头发长出的时间）的平均值为 158.85±76.9 天，无特应性病史患者的平均值为 158.2±107.75 天。经自由度为 103 的独立样本 *t* 检验，CI 为 95%，*P* 值为 0.983，认为差异无显著统计学意义（表 17–4）。

• 有特应性病史患者的时间 3（从每周使用 DPCP 治疗引起轻微皮炎至任何头发长出的时间）的平均值为 114.62±69.53 天，无特应性病史患者的平均值为 108.09±79.61 天。经 Mann–Whitney U 检验，*P* 值为 0.606，认为差异无显著统计学意义（表 17–4）。

• 有甲状腺疾病病史患者的平均发病年龄为 16.08±9.7 岁，无甲状腺疾病病史患者的平均发病年龄为 16.69±10.03 岁。经 Mann–Whitney U 检验，*P* 值为 0.864，认为差异无统计学意义（表 17–4）。

• 有甲状腺疾病病史患者的时间 1（从 2% DPCP 溶液致敏至任何头发长出的时间）的平均值为 176.33±60.5 天，无甲状腺疾病病史患者的平均值为 184.91±109.33 天。经 Mann–Whitney U 检验，*P* 值为 0.805，认为差异无统计学意义（表 17–4）。

• 有甲状腺疾病病史患者的时间 2（从每周使用低浓度 DPCP 治疗至任何头发长出的时间）的平均值为 149.42±57.53 天，无甲状腺疾病病史患者的平均值为 159.42±108.85 天。经自由度为 103 的独立样本 *t* 检验，CI 为 95%，

P 值为 0.756，认为这个差异无显著统计学意义（表 17–4）。

- 有甲状腺疾病史患者的时间 3（从每周使用 DPCP 治疗引起轻微皮炎至任何头发长出的时间）的平均值为 115.92 ± 57.61 天，无甲状腺疾病史患者的平均值为 107.99 ± 80.62 天。经 Mann–Whitney U 检验，*P* 值为 0.259，认为差异无显著统计学意义（表 17–4）。

- 脱发面积＜ 25% 的患者的平均发病年龄为 18 ± 10.14 岁，脱发面积 25%～75% 的患者的平均发病年龄为 16.69 ± 10.08 岁，脱发面积＞ 75% 的患者的平均发病年龄为 16.48 ± 10.01 岁。经 Kruskal–Wallis H 检验，*P* 值为 0.94，认为差异无统计学意义（表 17–4）。

- 脱发面积＜ 25% 的患者的时间 1（从 2%DPCP 溶液致敏至任何头发长出的时间）的平均值为 191 ± 148.95 天，脱发面积 25%～75% 的患者的平均值为 160.5 ± 92.99 天，脱发面积＞ 75% 的患者的平均值为 204.37 ± 109.95 天。经 Kruskal–Wallis H 检验，*P* 值为 0.045，此差异具有统计学意义。这意味着，从患者用 2% 溶液致敏开始，起效时间取决于最初的疾病严重程度（表 17–4）。

- 脱发面积＜ 25% 的患者的时间 2（从每周使用低浓度 DPCP 治疗至任何头发长出的时间）的平均值为 158.33 ± 123.13 天，脱发面积 25%～75% 的患者的平均值为 137.21 ± 92.82 天，脱发面积＞ 75% 的患者的平均值为 177 ± 110.91 天。经 Kruskal–Wallis H 检验，*P* 值为 0.087，此差异无显著统计学意义（表 17–4）。

- 脱发面积＜ 25% 的患者的时间 3（从每周使用 DPCP 治疗引起轻微皮炎至任何头发长出的时间）的平均值为 117.33 ± 76.84 天，脱发面积 25%～75% 的患者的平均值为 01.35 ± 75.03 天，脱发面积＞ 75% 的患者的平均值为 115.13 ± 81.7 天。经 Kruskal–Wallis H 检验，*P* 值为 0.680，此差异无显著统计学意义（表 17–4）。

表 17–4　基于其他定性变量的平均定量因子的比较

	发病年龄（岁）	病程（年）	开始治疗的年龄（岁）	时间 1（d）	时间 2（d）	时间 3（d）
男性	17.6	5.11	22.47	163.31	136.81	100.79
女性	16.13	8.6	24.73	197.68	172.59	114.3
甲改变（+）	16.55	8.24	24.78	212.09	186.76	114.21
甲改变（–）	16.65	6.73	23.38	171.03	145.22	106.46
AA 家族史（+）	16.67	7.35	24.01	210.67	184	114.57
AA 家族史（–）	16.61	7.17	23.77	177.25	151.85	107.48
特应性病史（+）	18.62	7.38	26	180.92	158.85	114.62
特应性病史（–）	16.34	7.18	23.51	184.36	158.2	108.09
甲状腺疾病史（+）	16.08	7.25	23.33	176.33	149.42	115.92
甲状腺疾病史（–）	16.69	7.2	23.88	184.91	159.42	107.99
脱发面积< 25%	18	6.33	24.33	191	158.33	117.33
脱发面积 25%～75%	16.69	7.08	23.76	160.5	137.21	101.35
脱发面积> 75%	16.48	7.36	23.85	204.37	177	115.13

- 只需致敏 1 次的患者的时间 1（从 2% DPCP 溶液致敏至任何头发长出的时间）的平均值为 177.83 天，需致敏 2 次的患者的平均值为 177.86 天，需致敏 3 次的患者的平均值为 225.18 天。对于需要使用超过 3 次 2% DPCP 溶液的患者，这个值为 197 天。经 Kruskal–Wallis H 检验，*P* 值为 0.227，此差异无统计学意义（表 17–5）。

- 只需致敏 1 次的患者的时间 2（从每周使用低浓度 DPCP 治疗至任何头发长出的时间）的平均值为 160.42 天，需致敏 2 次的患者的平均值为 162.18 天，需致敏 3 次的患者的平均值为 225.18 天。对于需要使用超过 3 次 2% DPCP 溶液的患者，这个值为 237 天。经 Kruskal–Wallis H 检验，*P* 值为 0.636，此差异无统计学意义（表 17–5）。

• 只需致敏 1 次的患者的时间 3（从每周使用 DPCP 治疗引起轻微皮炎至任何头发长出的时间）的平均值为 111.04 天，需致敏 2 次的患者的平均值为 85.09 天，需致敏 3 次的患者的平均值为 131 天。对于需要使用超过 3 次 2% DPCP 溶液的患者，这个值为 238 天。根据 Kruskal–Wallis H 检验，*P* 值为 0.155，此差异无统计学意义（表 17–5）。

表 17–5　**基于不同 2% DPCP 次数成功致敏的平均起效时间**

	平均时间 1（天）	平均时间 2（天）	平均时间 3（天）
1 次 DPCP	177.84	160.42	111.04
2 次 DPCP	177.86	145.82	85.09
3 次 DPCP	225.18	162.18	131
多于 3 次 DPCP	297	237	297

• 经相关检验分析发现，患者发病年龄与时间 1（*P*=0.94）、时间 2（*P*=0.792）、时间 3（*P*=0.917）的差异均无统计学意义（表 17–4）。

• 经相关检验分析发现，治疗前病程与时间 1（*P*=0.861）、时间 2（*P*=0.86）、时间 3（*P*= 0.849）的差异均无统计学意义（表 17–6）。

• 经相关检验分析发现，患者开始治疗时的年龄与时间 1（*P*=0.967）、时间 2（*P*=0.881）、时间 3（*P*=0.982）的差异均无统计学意义（表 17–6）。

表 17–6　**发病年龄、治疗前病程、年龄与时间 1、时间 2 及时间 3 关系的研究**

相关性		时间 1	时间 2	时间 3
发病年龄	Pearson 相关性	–0.007	–0.026	0.010
	Sig.（双侧）	0.940	0.792	0.917
	N	105	105	105
病程	Pearson 相关性	0.017	0.017	–0.019
	Sig.（双侧）	0.861	0.860	0.849
	N	105	105	105

（续表）

相关性		时间 1	时间 2	时间 3
年龄	Pearson 相关性	0.004	−0.015	−0.002
	Sig.（双侧）	0.967	0.881	0.982
	N	105	105	105

七、讨论 / 结论

斑秃是一种缺乏确切治疗方法的皮肤病。人们提出了各种药物来治疗这种疾病，其中一些部分有效。DPCP 是一种可广泛用于耐药性斑秃治疗的药物。

既往研究表明 AA 与其他一些疾病，如甲状腺疾病和白癜风有关。AA 患者的甲状腺疾病发生率为 8%，高于正常人群的 2%。在本研究中，11.4% 的患者有甲状腺疾病（主要是甲状腺功能减退），这是一个相当高的比例。既往有研究曾提出 AA 患者白癜风患病率是正常人的 4 倍。在本研究中，由于在研究开始时忽略了 AA 合并白癜风患者，所以没有 1 例患者出现白癜风。在不同的研究中，大约 60% AA 患者在 20 岁之前发病；在本研究中，这个值是 68.6%。

目前，关于 DPCP 起效时间的研究有限。此外，他们都没有分析治疗有效的因素。其中一篇论文提及，患者从 2% DPCP 溶液致敏至任何头发长出的起效时间平均为 84.35 天。在本研究中，这个时间为（183.93 ± 104.73）天，两者之间的差异具有显著性（$P < 0.001$）。这与国外研究结果存在显著差异的原因还有待进一步研究，但可能的原因有以下方面。

1. 患者没有适当的随访治疗，且咨询间隔大于可接受的时间间隔。

2. 由于 DPCP 需要特殊的保存条件，所使用的溶液质量可能不佳。

3. 由于担心不良反应，医生在每周的治疗中，可能过于小心，增加 DPCP 浓度太慢。

4. 可能未记录头发生长的确切日期，或患者可能在没有咨询医生的情况下继续治疗，不记得第 1 次头发生长的日期。

5. 伊朗人对斑秃的免疫疗法有较强的耐药性。

其中一个原因可能就是造成上述差异的原因。然而，还需要进一步的研究。

在另一项关于该疾病和这种治疗方式的研究中提到，98%～99% 的患者可以在第 1 次使用 2% DPCP 溶液时致敏。在本研究中，这一比率为 66.7%，且这一差异具有统计学意义，可能是由于 DPCP 质量较差，在患处使用的溶液不足，或使用了存储不适当的溶液。然而，造成这种差异的原因需要更多的研究和实验。

在本研究中，甲状腺疾病、甲改变、阳性家族史、特应性病史和病情严重程度在男性患者和女性患者中的差异均无显著性。以往有研究提及，特应性对病情严重程度及发病时范围的影响，然而，这些在本研究中均没有观察到。

以往研究均未提及影响起效时间的因素。在本研究中，性别、甲改变和病情严重程度都被认为能影响起效时间。男性、无甲改变者和病情严重程度轻者其 DPCP 治疗起效更快；斑秃家族史、特应性病史、甲状腺疾病史、治疗开始时的年龄、治疗前的病程和 2% DPCP 溶液致敏所需时间对 DPCP 治疗起效时间均无明显影响。其他研究表明，结缔组织性皮炎和特应性皮炎在女性中的发病率高于男性 [56]。女性患者对镍的敏感性是男性患者的 3 倍 [60]，而且女性对过敏原的敏感性也更高 [61]。DPCP 疗效在女性与男性之间有显著性差异的原因尚不清楚，尚需更大的样本量进一步研究。

在 DPCP 治疗 AA 的研究中，建议 DPCP 治疗 6 个月后如无改善迹象，应予放弃，选择其他替代治疗。然而，本研究在伊朗开展的首次研究，观察到 43.81% 的患者在治疗 6 个月后才对治疗有反应，95% 的患者在开始治疗后的 361.2 天内有改善迹象。因此，伊朗患者似乎应该坚持治疗 1 年左右，以观察 DPCP 的疗效，这仍需要进一步验证。

综上所述，我们建议需进行更大样本量的进一步研究，为医生提供更精准的治疗策略。

（叶艳婷　**译**）

参考文献

[1] Wasserman D, Guzman–Sanchez DA, Scott K, McMichael A. Alopecia areata. Int J Dermatol. 2007;46(2):121–31.

[2] Freyschmidt–Paul P, Hoffmann R, Levine E, Sundberg JP, Happle R, McElwee KJ. Current and potential agents for the treatment of alopecia areata. Curr Pharm Des. 2001;7(3):213–30.

[3] Avgerinou G, Gregoriou S, Rigopoulos D, Stratigos A, Kalogeromitros D, Katsambas A. Alopecia areata: topical immunotherapy treatment with diphencyprone. J Eur Acad Dermatol Venereol. 2008;22(3):320–3. Epub 2007 Nov 12

[4] McMichael AJ, Henderson RL Jr. Topical sensitizers in alopecia areata. Dermatol Nurs. 2004;16(4):333–6.

[5] Tan E, Tay Y–K, Goh C–L, et al. The pattern of alopecia areata in Singapore – a study of 219 Asians. Int J Dermatol. 2002;41:748–53.

[6] Plumbe S. A practical treatise on the diseases of the skin. 4th ed. London: Printed for Sherwood, Gilber and Piper. p. 1837.

[7] Bowen J. Two epidemics of alopecia areata in an asylum for girls. J Cutan General–Uri Dis. 1899;17:399–404.

[8] Davis H. Epidemic alopecia areata. Br J Dermatol. 1914;26:204–10.

[9] Stankler L. Synchronous alopecia in 2 siblings: a possible viral aetiology. Lancet. 1979;1:1303–4.

[10] Tosti A, La Placa M, Placucci F, et al. No correlation between CMV and alopecia areata. J Invest Dermatol. 1996;107:443.

[11] Yang S, Yang J, Liu JB, et al. The genetic epidemiology of alopecia areata in China. Br J Dermatol. 2004;151:16–23.

[12] McMichael AJ. The genetic epidemiol autoimmune pathogenesis alopecia areata. J Eur Acad Dermatol Venereol. 1997;9:36–43.

[13] Xiao FL, Zhou FS, Liu JB, et al. Association of HLA–DQA1 and DQB1 alleles with alolpecia areata in Chinese Hans. Arch Dermatol Res. 2005;297:201–9.

[14] McDonagh AJ, Tazi–Ahnini R. Epidemiology and genetics of alopecia areata. Clin Exp Dermatol. 2002;27:405–9.

[15] Ross EK, Shapiro J. Management of hair loss. Dermatol Clin. 2005;23:227–43.

[16] Porter D, Burton JL. A comparison of intra–lesional triamcinolone hexacetonide and triamcinolone acetonide in alopecia areata. Br J Dermatol. 1971;85:272–3.
[17] Pascher F, Kurtin S, Andrade R. Assay of 0.2 percent fluocinolone acetonide cream for alopecia areata and totalis, efficacy side effects including histologic study ensuing localized acneiform response. Dermatologica. 1970;141:193–202.
[18] Tosti A, Piraccini BM, Pazzaglia M, et al. Clobetasol propionate 0.05% under occlusion in the treatment of alopecia totalis/universalis. J Am Acad Dermatol. 2003;49:96–8.
[19] Olsen EA, Carson SC, Turney EA. Systemic steroids with or without 2% topical minoxidil in the treatment of alopecia areata. Arch Dermatol. 1992;128:1467–73.
[20] Buhl AE. Minoxidil's action in hair follicles. J Invest Dermatol. 1991;96:73S–4S.
[21] Vanderveen EE, Ellis CN, Kang S, et al. Topical minoxidil for hair regrowth. J Am Acad Dermatol. 1984;11:416–21.
[22] Fiedler–Weiss VC, Buys CM. Response to minoxidil in severe alopecia areata correlates with T lymphocyte stimulation. Br J Dermatol. 1987;117:759–63.
[23] Price VH. Double–blind, placebo–controlled evaluation of topical minoxidil in extensive alopecia areata. J Am Acad Dermatol. 1987;16:730–6.
[24] Ranchoff RE, Bergfeld WF, Steck WD, et al. Extensive alopecia areata. Results of treatment with 3% top minoxidil. Cleve Clin J Med. 1989;56:149–54.
[25] Fiedler–Weiss VC, Buys CM. Evaluation of anthralin in the treatment of alopecia areata. Arch Dermatol. 1987;123:1491–3.
[26] Schmoeckel C, Weissmann I, Plewig G, et al. Treatment of alopecia areata by anthralin–induced dermatitis. Arch Dermatol. 1979;115:1254–5.
[27] Lassus A, Kianto U, Johansson E, et al. PUVA treatment for alopecia areata. Dermatologica. 1980;161:298–304.
[28] Claudy AL, Gagnaire D. PUVA treatment alopecia areata. Arch Dermatol. 1983;119:975–8.
[29] Healy E, Rogers S. PUVA treatment for alopecia areata – does it work? A retrospective review of 102 cases. Br J Dermatol. 1993;129:42–4.
[30] Behrens–Williams SC, Leiter U, Schiener R, et al. The PUVA–turban as a new option of applying a dilute psoralen solution selectively to the scalp of patients with alopecia areata. J Am Acad Dermatol. 2001;44:248–52.
[31] Whitmont K, Cooper A. PUVA treatment of alopecia areata totalis and universalis: a retrospective study. Australas J Dermatol. 2003;44:106–9.
[32] Van der Schaar WW, Sillevis Smith JH. An evaluation of PUVA–therapy for alopecia areata. Dermatologica. 1984;168:250–2.
[33] Ferrando J, Grimalt R. Partial response of severe alopecia areata to cyclosporine A. Dermatology. 1999;199:67–9.
[34] Paquet P, Arrese EJ, Pierard GE. Oral cyclosporin alopecia areata. Dermatology. 1992;185:314–5.
[35] Shapiro J, Lui H, Tron V, et al. Systemic cyclosporine and low–dose prednisone in the treatment of chronic severe alopecia areata: a clinical and immunopathologic evaluation. J Am Acad Dermatol. 1997;36:114–7.
[36] Yamamoto S, Jiang H, Kato R. Stimulation of hair growth by topical application of FK506, a potent immunosuppressive agent. J Invest Dermatol. 1994;102:160–4.
[37] McMichael AJ. The new biologics in psoriasis: possible treatments for alopecia areata. J Invest Dermatol Symp Proc. 2003;8:217–8.
[38] Strober B, Siu K, Alexis A, et al. Etanercept does not effectively treat moderate to severe alopecia areata: an open–label study. J Am Acad Dermatol. 2005;52:1082–4.
[39] Posten W, Swan J. Recurrence of alopecia areata in a patient receiving etanercept injections. Arch Dermatol. 2005;141:759–60.
[40] Ettefagh L, Neodorost S, Mirmirani P. Alopecia areta in a patient using infliximab: new insights

into the role of tumor necrosis factor on human hair follicles. Arch Dermatol. 2004;140:1012.
[41] Kratka J, Goerz G, Vizethum W, et al. Dinitrochlorobenzene: influence on the cytochrome P–450 system and mutagenic effects. Arch Dermatol Res. 1979;266:315–8.
[42] Strobel R, Rohrborn G. Mutagenic cell transforming activities 1–chlor–2,4–dinitrobenzene (DNCB) squaric– acid–dibutylester (SADBE). Arch Toxicol. 1980;45:307–14.
[43] Wilkerson MG, Henkin J, Wilkin JK, et al. Squaric acid and esters: analysis for contaminants and stability in solvents. J Am Acad Dermatol. 1985;13:229–34.
[44] Breslow BM, Haynie R, Mirra J. Synthesis of diphencyclopropenone. J Am Chem Soc. 1959;81:247–8.
[45] Van der Steen PH, Happle R. Top immunotherapy alopecia areata. Dermatol Clin. 1993;11:619–22.
[46] Shapiro J, Tan J, Ho V, et al. Treatment of chronic severe alopecia areata with topical diphenylcyclopropenone and 5% minoxidil: a clinical and immunopathologic evaluation. J Am Acad Dermatol. 1993;29:729–35.
[47] Hull SM, Pepall L, Cunliffe WJ. Alopecia areata in children: response to treatment with diphencyprone. Br J Dermatol. 1991;125:164–8.
[48] Cotellessa C, Peris K, Caracciolo E, et al. The use of topical diphenylcyclopropenone for the treatment of extensive alopecia areata. J Am Acad Dermatol. 2001;44:73–6.
[49] Hoffmann R, Happle R. Topical immunotherapy in alopecia areata. What, how, and why? Dermatol Clin. 1996;14(4):739–44.
[50] Perret CM, Steijlen PM, Zaun H, Happle R. Erythema multiforme–like eruptions: a rare side effect of topical immunotherapy with diphenylcyclopropenone. Dermatologica. 1990;180(1):5–7.
[51] Sotiriadis D, Patsatsi A, Lazaridou E, Kastanis A, Vakirlis E, Chrysomallis F. Topical immunotherapy with diphenylcyclopropenone in the treatment of chronic extensive alopecia areata. Clin Exp Dermatol. 2007;32(l):48–51.
[52] MacDonald Hull SP, Wood ML, Hutchinson PE, Sladden M, Messenger AG. Guidelines for the management of alopecia areata. Br J Dermatol. 2003;149:692–9.
[53] D. A Buckley/ A.W.P Du vivier. The therapeutic use of topical contact sensitizers in benign dermatoses. Br J Dermatol 2001;145:385–405.
[54] Pazoki–Toroudi H, Ajami M, Babakoohi S, Khaki L, Habibey R, Akhiani M, Seirafi H, Firooz A. Effects of diphencyprone on expression of Bcl–2 protein in patients with alopecia areata. Immunopharmacol Immunotoxicol. 2010;32(3):422–5.
[55] Seyrafi H, Akhiani M, Abbasi H, Mirpour S, Gholamrezanezhad A. Valuation of the profile of alopecia areata and the prevalence of thyroid function test abnormalities and serum autoantibodies in Iranian patients. BMC Dermatol. 2005;5:11.
[56] Alkhalifah A, Alsantali A, Wang E, McElwee KJ, Shapiro J. Alopecia areata update: part II Treatment. J Am Acad Dermatol. 2010;62(2):191–202. quiz 203–4. Review
[57] Gregoriou S, Papafragkaki D, Kontochristopoulos G, Rallis E, Kalogeromitros D, Rigopoulos D. Cytokines and other mediators in alopecia areata. Mediat Inflamm. 2010;2010:928030.Epub 2010 Mar 11. Review
[58] Aghaei S. Topical immunotherapy of severe alopecia areata with diphenylcyclopropenone (DPCP): experience in an Iranian population. BMC Dermatol. 2005;5:6.
[59] Tobin DJ, Gardner SH, Lindsey NJ, Hoffmann R, Happle R, Freyschmidt–Paul P. Diphencyprone immunotherapy alters anti–hair follicle antibody status in patients with alopecia areata. Eur J Dermatol. 2002;12(4):327–34.
[60] Aandt K, Robinson J, LeBoit P, Wintroub B. Cutaneus medicine and surgery: an integrated program in dermatology, 1996, W.B Souders company, p. 174–195.
[61] Wolff K, Goldsmith L, Katz S, Gilchrest B, Paller A. Leffell D. Fitzpatrick's dermatology in general medicine. 7th ed. New York: Mc Graw Hill; 2008. p. 137.

第八篇

病例报告及照片

Case Reports and Photos

第 18 章　病例展示

Patient Descriptions

病例 1

患者，9 岁，因头发、眉毛和睫毛脱落 1 年就诊，曾接受多种治疗，包括外用糖皮质激素、头皮皮损内注射曲安奈德及联合外用 5% 米诺地尔，但是效果均欠佳。该患者考虑诊断为斑秃，建议患者停既往治疗用药（图 18–1A 至 D）。

在二苯环丙烯酮（diphencyprone，DPCP）试验阳性后，患者开始 DPCP 治疗，每周 1 次，涂药 48h 后冲洗。初起给药浓度为 0.001%，每次增加 0.001%，而后每次增加 0.1%。患者头皮对 0.1% 的持续增加治疗反应较好，治疗 4 个月后，逐渐毛发生长、脱发减少，头发再生了 1005 根（图 18–1E 至 I）。

患者在 DPCP 治疗 6 个后月随访，如下图所示，头发持续生长且有 90% 毛发再生，眉毛和睫毛也完全恢复（图 18–1J 至 N）。

DPCP 治疗持续 1 年半后停药，而在停止治疗 1 年半之后，即患者 12 岁时，再次回访。患者还有数个小脱发斑，予局部使用糖皮质激素治疗（图 18–1O 至 R）。

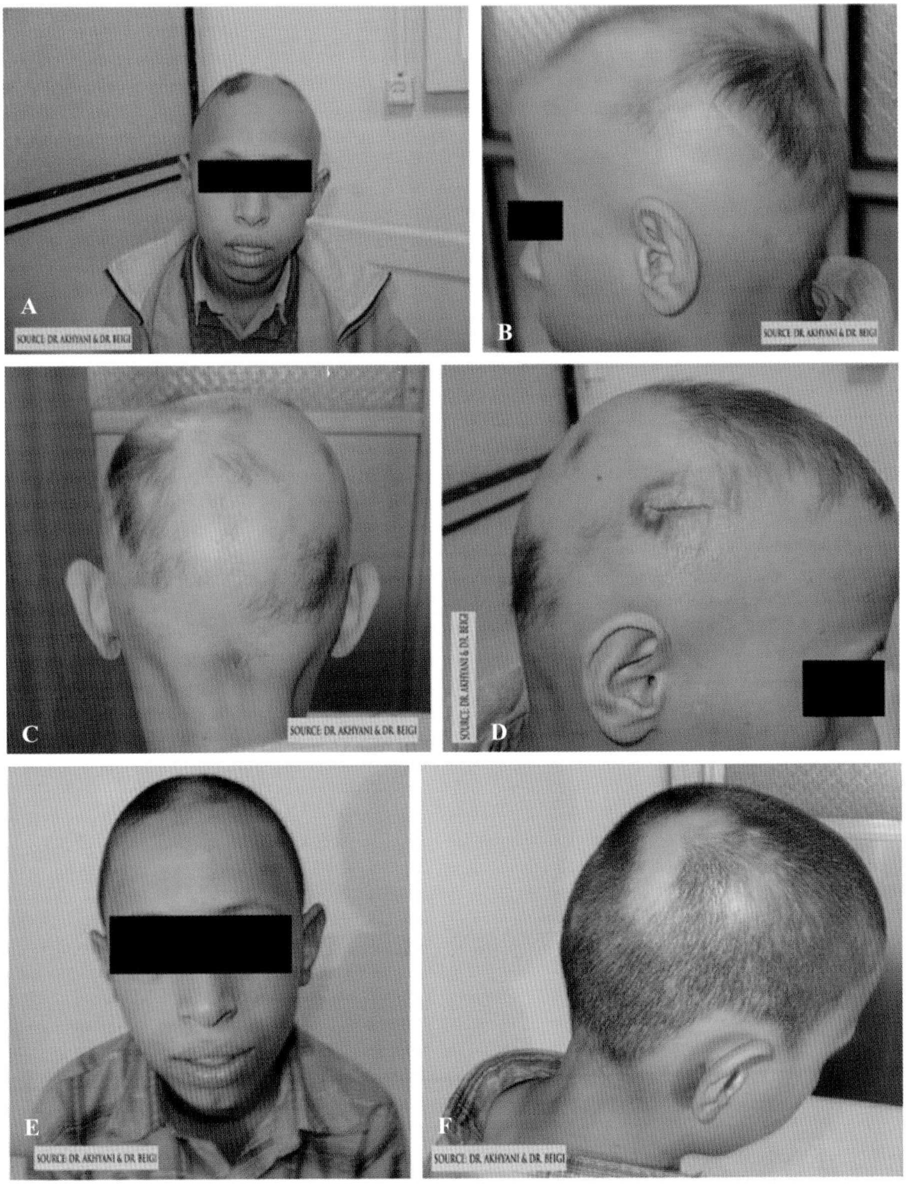

▲ **图 18-1　伴有头发、眉毛和睫毛脱落的斑秃患者**

DPCP 治疗前：A. 前视图；B. 左侧视图；C. 后视图；D. 右侧视图。患者 DPCP 治疗 4 个月后：E. 前视图；F. 右后外侧视图

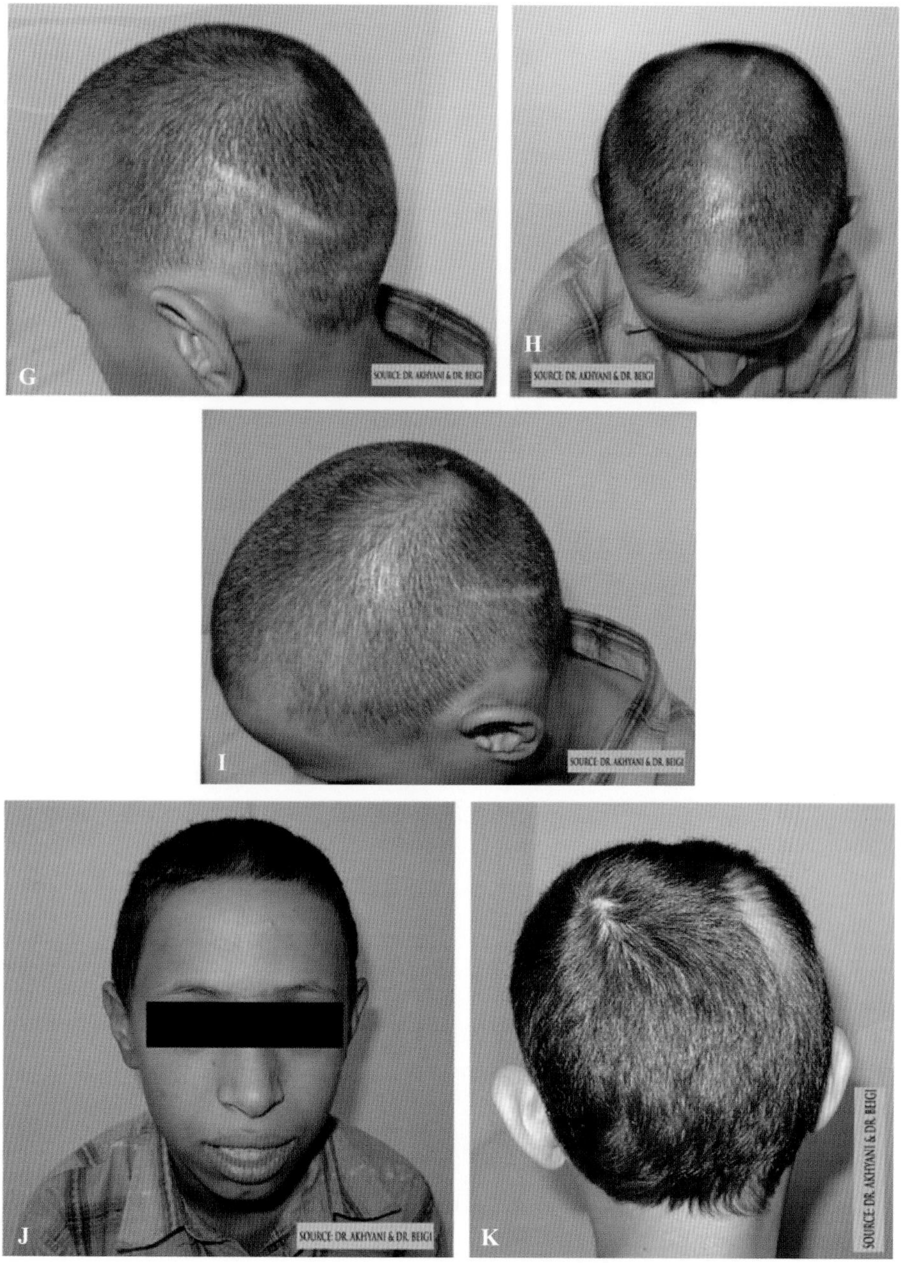

▲ 图 18-1（续） 伴有头发、眉毛和睫毛脱落的斑秃患者

患者 DPCP 治疗 6 个月后：G. 左后外侧视图；H. 顶部视图；I. 左侧视图；J. 前视图；K. 后视图

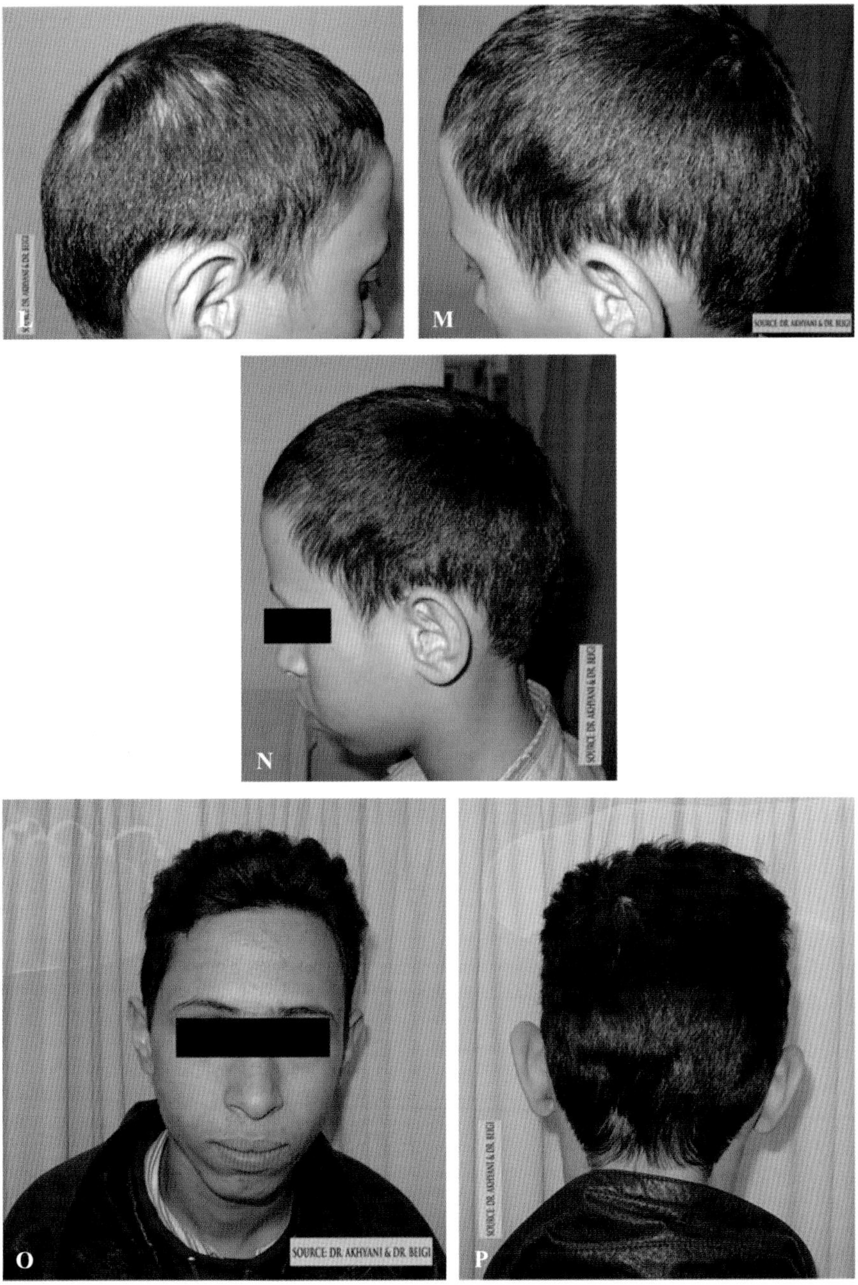

▲ 图 18-1（续）　伴有头发、眉毛和睫毛脱落的斑秃患者

患者终止 DPCP 治疗 1 年半后，因数个小脱发斑再次就诊：L. 右侧视图；M. 后外侧视图；N. 后外侧视图；O. 前视图；P. 后视图

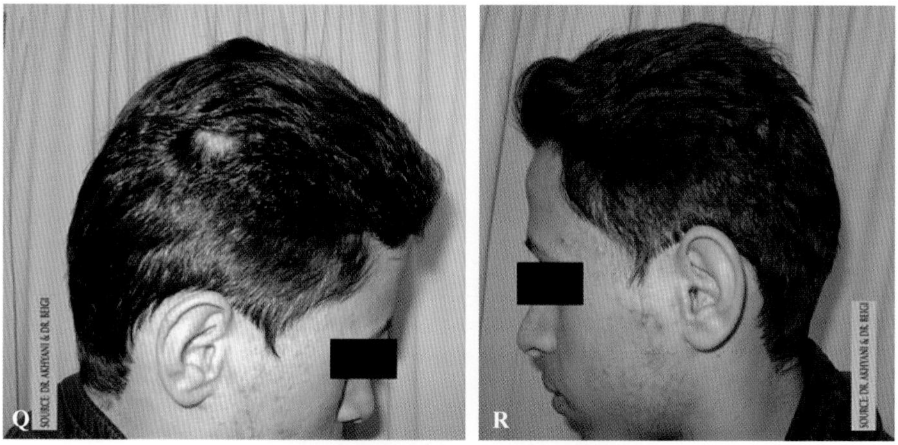

▲ **图 18-1（续） 伴有头发、眉毛和睫毛脱落的斑秃患者**

Q. 右侧视图；R. 左侧视图

病例 2

患者，女性，19 岁，因普秃就诊。患者自 10 岁起发生斑秃，既往曾接受多种外用药物治疗（5% 米诺地尔、1% 木质纤维素和局部皮损内注射曲安奈德），也进行了 3 次糖皮质激素冲击治疗，但仍无改善。至我科就诊后，停用之前所有治疗，1 个月后采用 DPCP 治疗。DPCP 试验阳性后，将 DPCP 涂抹在单侧头皮（浓度：0.001%、0.01%、0.1%、0.2%、0.5% 和 1%）。每 2 周增加 1 次浓度，患者对 1% 浓度有反应（图 18-2A 和 B）。

当治疗浓度达到 1% 时，将药物涂抹到整个头皮，但治疗 1 年未见疗效。幸运的是，在 DPCP 治疗 17 个月后观察到了毛发生长（图 18-2C 至 E）。

继续治疗后头发持续再生。下图示治疗 20 个月后头发完全再生，患者眉毛也有部分再生但尚未完全恢复，但睫毛仍未生长（图 18-2F 至 K）。

在治疗 23 个月后，眉毛已经恢复但睫毛仍未再生（图 18-2L 和 M）。

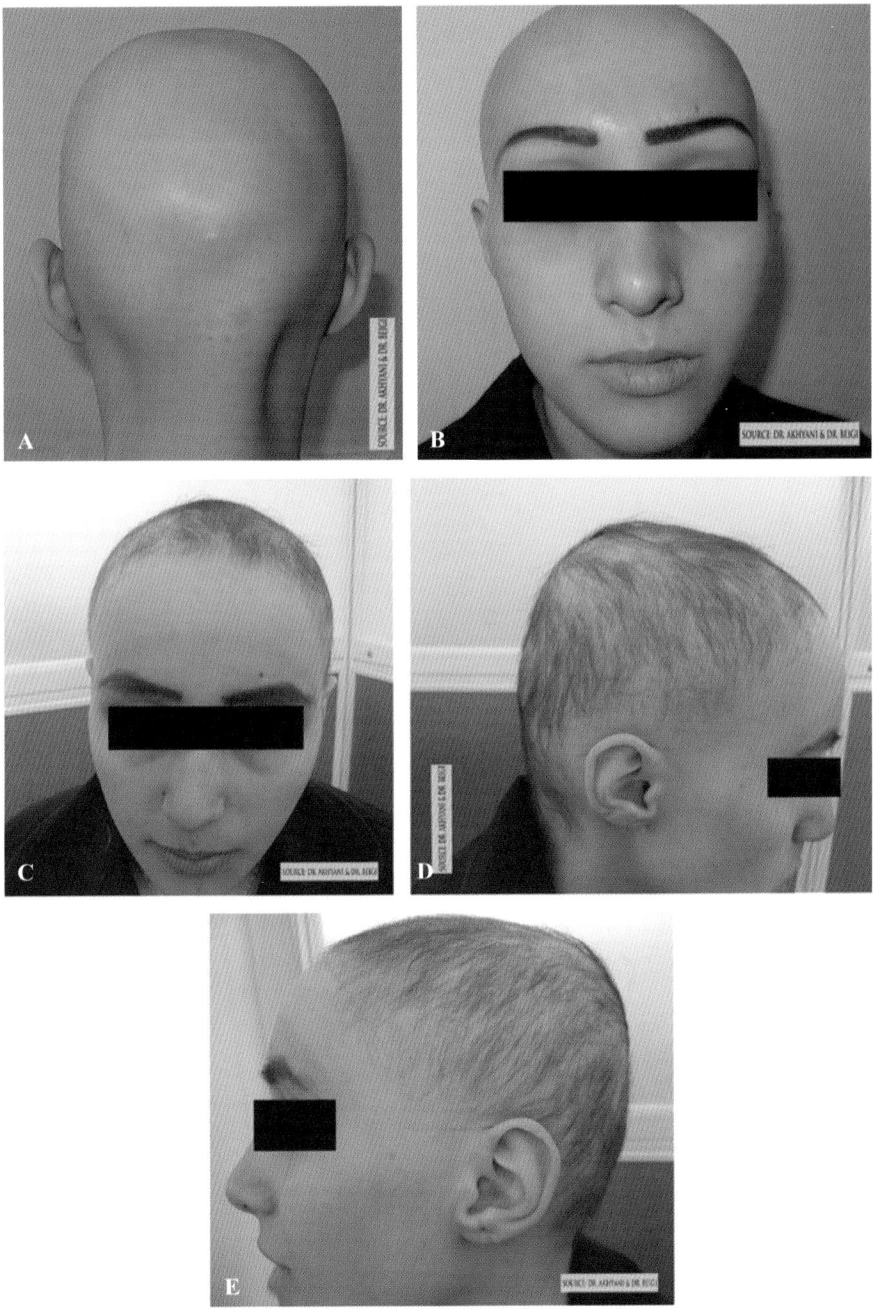

▲ 图 18-2　普秃患者

DPCP 治疗前：A. 后视图；B. 前视图。该患者 DPCP 治疗 17 个月后：C. 前视图；D. 右侧视图；E. 左侧视图

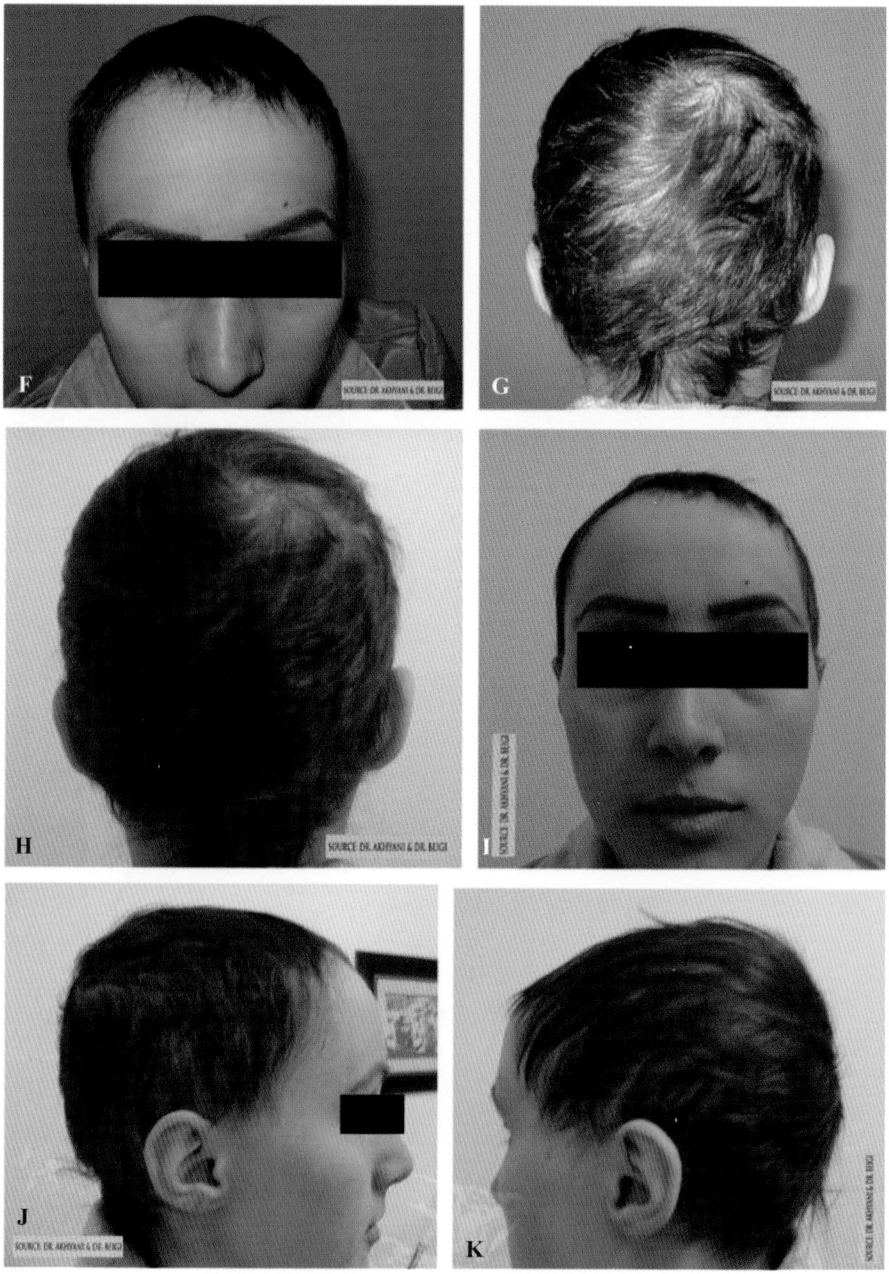

▲ 图 18-2（续） 普秃患者

该患者 DPCP 治疗 20 个月后，眉毛不完全再生，睫毛未再生：F. 前视图；G. 后视图；H. 后视图；I. 前视图；J. 右侧视图；K. 左侧视图

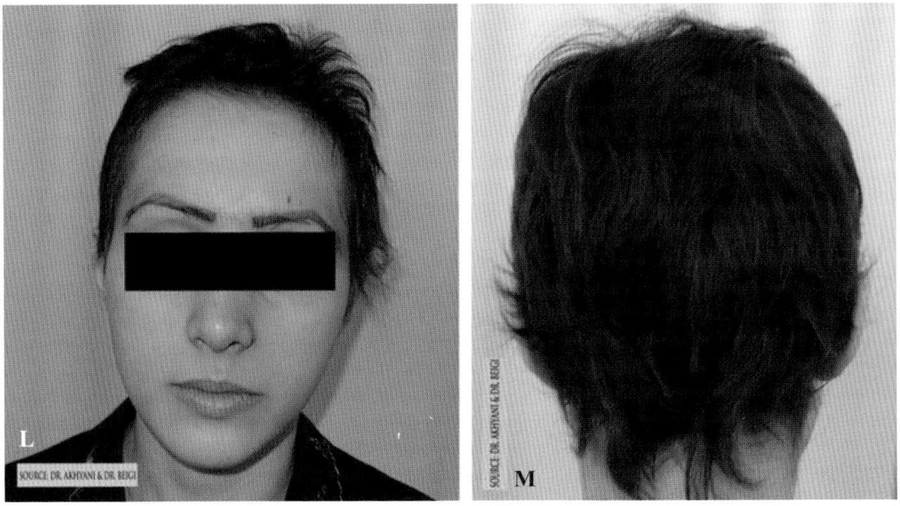

▲ **图 18-2（续）　普秃患者**

该患者 DPCP 治疗 23 个月后：L. 前视图；M. 后视图

病例 3

患者，女性，15 岁，表现为全秃，而眉毛和睫毛保留，病程 3 年，在此期间采用局部药物治疗，有 35 根白色毛发再生。在此次就诊前，所有局部治疗和全身治疗均已停止，1 个月后进行 2% DPCP 试验。常规检查结果均正常，血清 IgE 水平正常，患者非过敏性体质。2% DPCP 试验进行了 3 次直至呈阳性结果，而后将药物涂抹至半侧头皮，其浓度每 2 周增加 1 次（0.01%、0.1%、0.2%、0.5% 和 1%），直到有治疗反应。患者反应浓度为 1.5%。治疗 1 年后未见头发再生，因此我们准备停止治疗并进行换药，但患者坚持原有治疗（图 18-3A 至 C）。

治疗 18 个月后毛发开始再生，下图为治疗 20 个月后所拍摄（图 18-3D 至 G）。患者治疗 22 个月后随访，如图所示（图 18-3H 和 I）。患者治疗 3 年后再次随访（图 18-3J 和 K）。

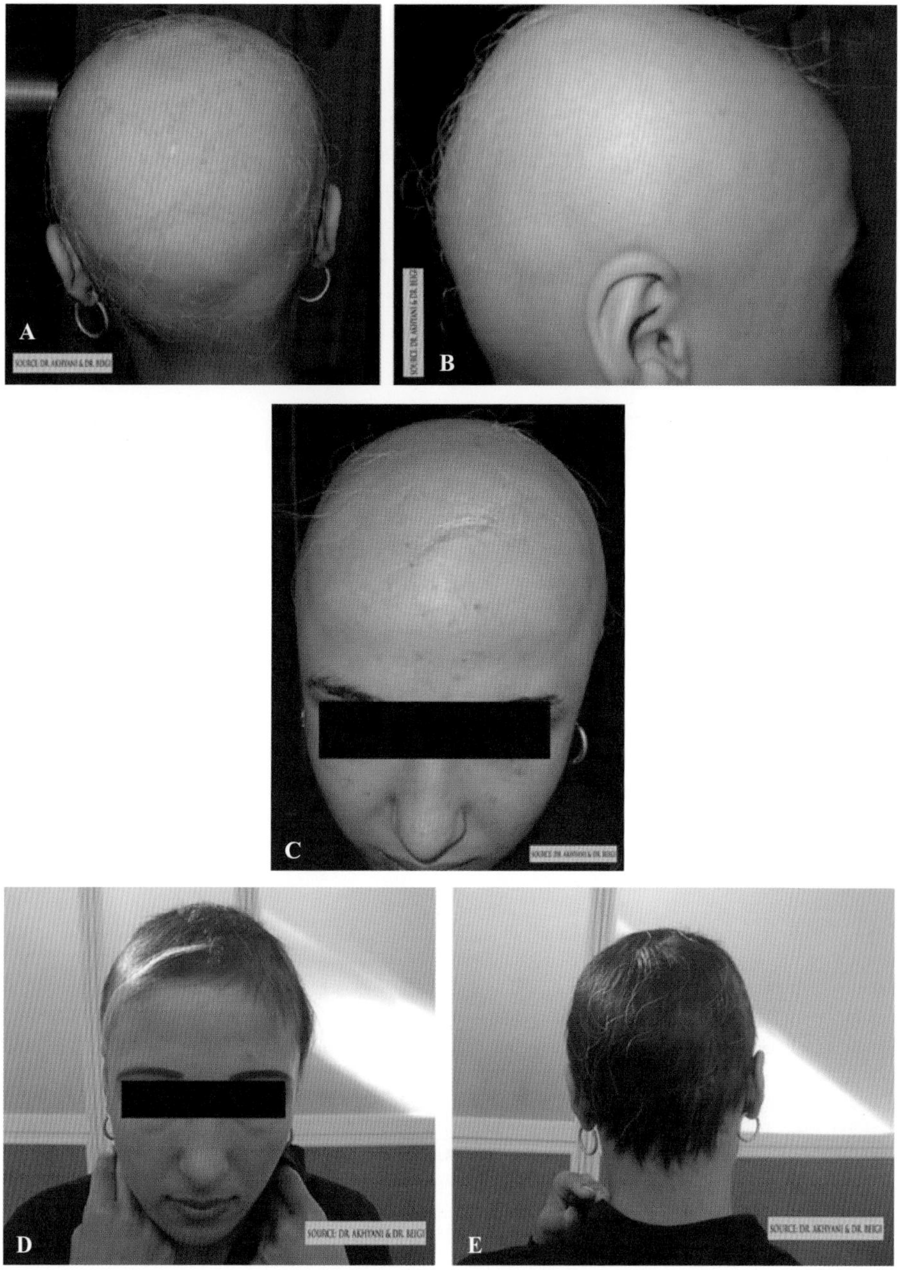

▲ 图 18-3　全秃患者

患者 DPCP 治疗 1 年后：A. 后视图；B. 右侧视图；C. 前视图。患者 DPCP 治疗 20 个月后：D. 前视图；E. 后视图

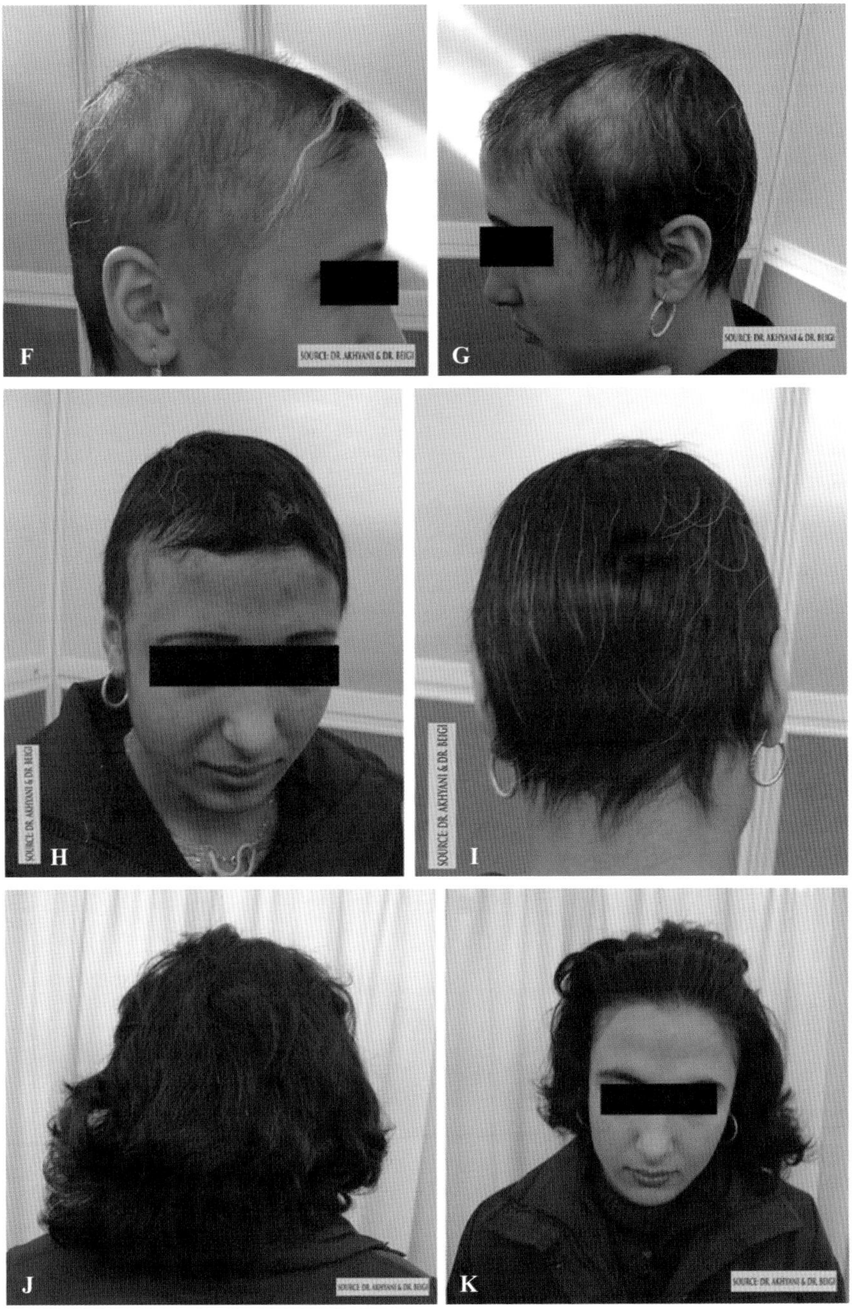

▲ **图 18-3（续） 全秃患者**

患者 DPCP 治疗 20 个月后：F. 右侧视图；G. 左侧视图；患者 DPCP 治疗 22 个月后：H. 正面图；I. 后视图。患者 DPCP 治疗 3 年后：J. 后视图；K. 前视图

病例 4

患者诊断为拔毛癖，需与斑秃鉴别（图 18–4）。

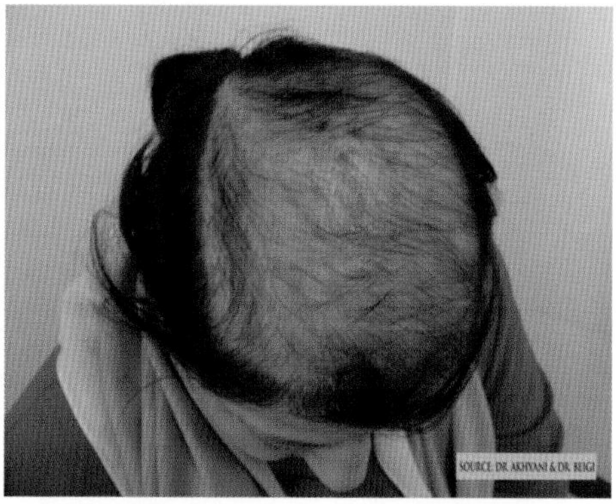

▲ **图 18–4　拔毛癖患者的顶部视图**

病例 5

患者，2 岁，伴 Down 综合征，诊断为斑秃（图 18–5）。

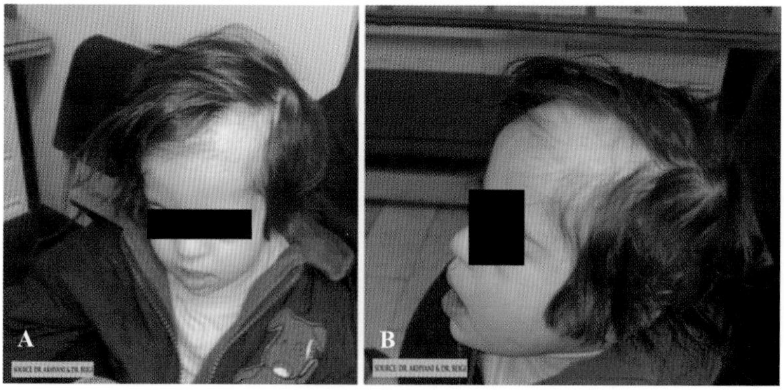

▲ **图 18–5　斑秃患者**

A. 前视图；B. 左侧视图

病例 6

患者被诊断为使用 DPCP 导致的接触性皮炎并伴有炎症反应。患者的指甲呈斑秃患者的典型指甲表现（图 18-6）。

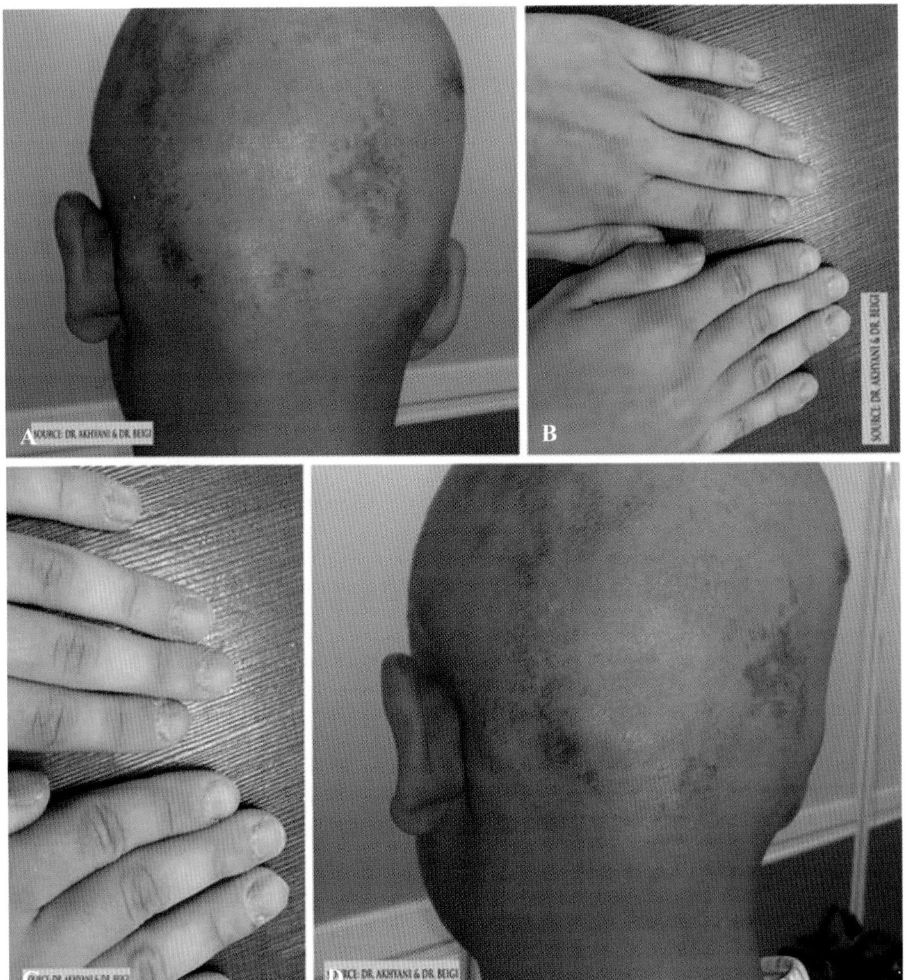

▲ 图 18-6　接触性皮炎患者

A. 后视图；B. 典型斑秃指甲表现；C. 典型斑秃指甲表现；D. 后视图

病例 7

患者诊断为斑秃，采用 DPCP 治疗，耳后开始出现皮损，这是常见的不良反应（图 18–7A 和 B）。

DPCP 用药后 2 天观察到红斑，提示药物浓度适宜，可继续治疗（图 18–7C）。

下图示 DPCP 治疗后患者发生的不良反应，包括头皮后侧的水疱，提示需降低药物浓度（图 18–7C）。此外，治疗也是从单侧头皮开始，3 个月后观察到毛发生长（图 18–7D 和 E）。

患者还患有慢性复发性炎性视神经病变（chronic relapsing inflammatory optic neuropathy，CRION），需与斑秃相鉴别（图 18–7F）。

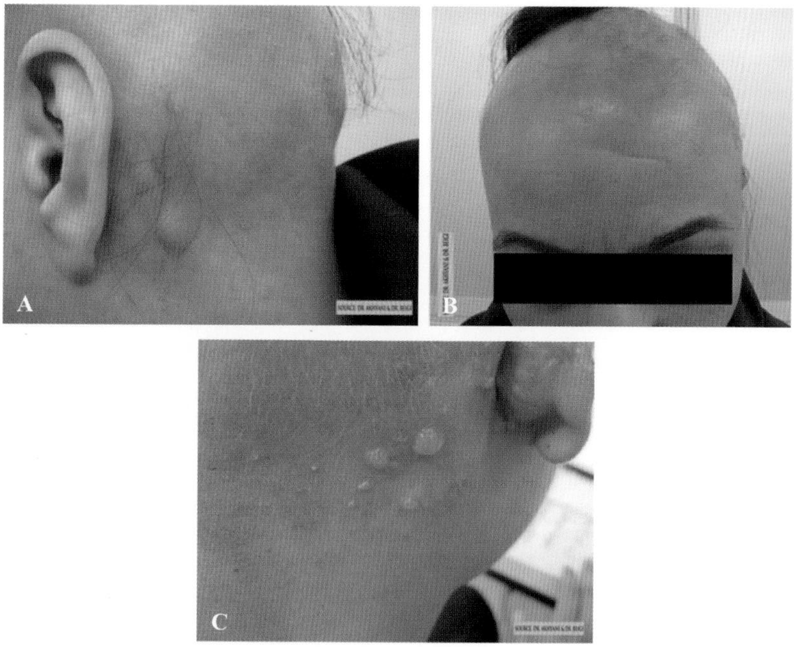

▲ **图 18–7　斑秃患者在开始 DPCP 治疗后耳后出现皮损**

A. 后外侧视图；B. 前视图；C. 头皮后侧出现水疱的后视图

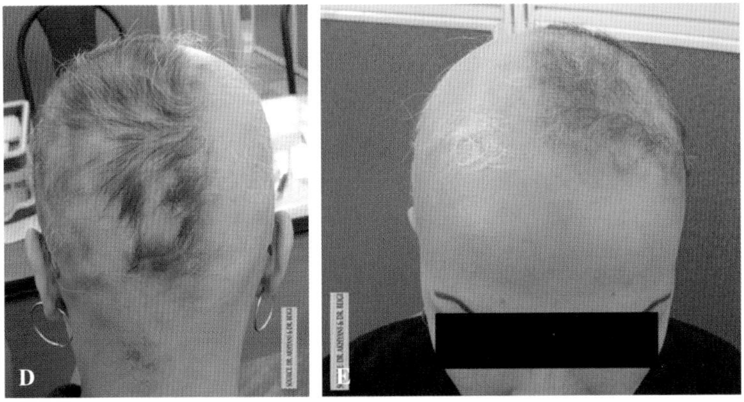

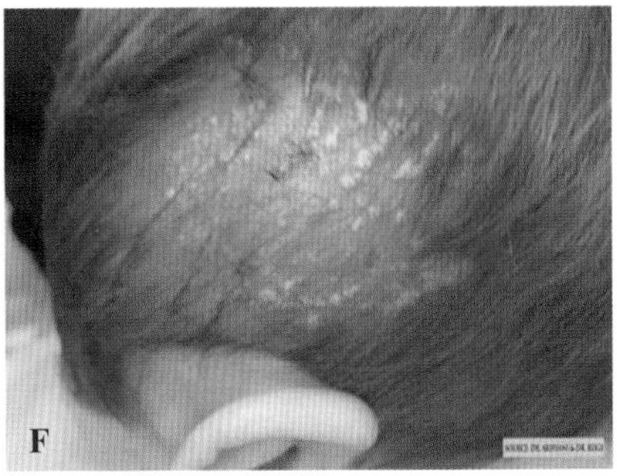

▲ 图 18-7（续）　斑秃患者在开始 DPCP 治疗后耳后出现皮损

该斑秃患者 DPCP 治疗 3 个月后：D. 后视图；E. 前视图；F. 该斑秃同时伴有慢性复发性炎性视神经病变的右侧视图

病例 8

病例 8 是一个非常有趣的病例，伴有毳毛囊肿（图 18-8）。

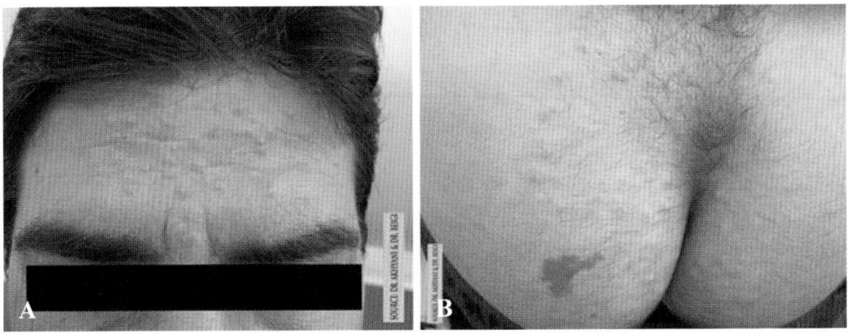

▲ 图 18-8　毳毛囊肿患者

A. 前视图；B. 后视图

病例 9

病例 9 表现为头皮毛发囊肿伴局部明显的脱发区，需与斑秃相鉴别（图 18–9）。

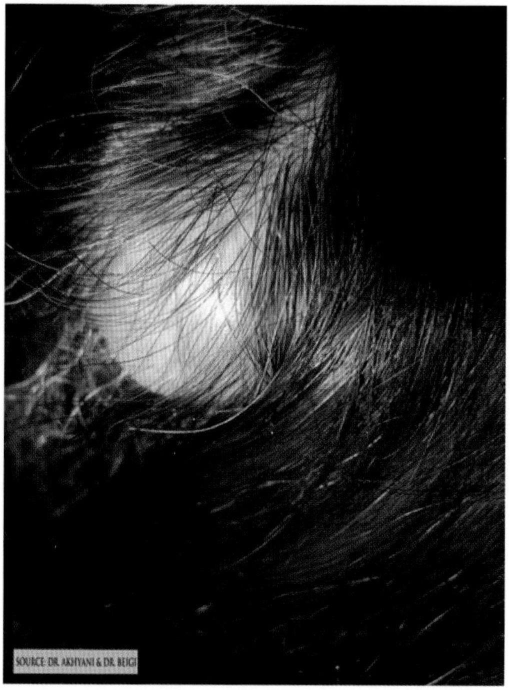

◀ **图 18–9** 患者头皮毛发囊肿伴局部明显的脱发区

病例 10

该患者也是一个有趣的病例，表现为柱状瘤（图 18–10）。

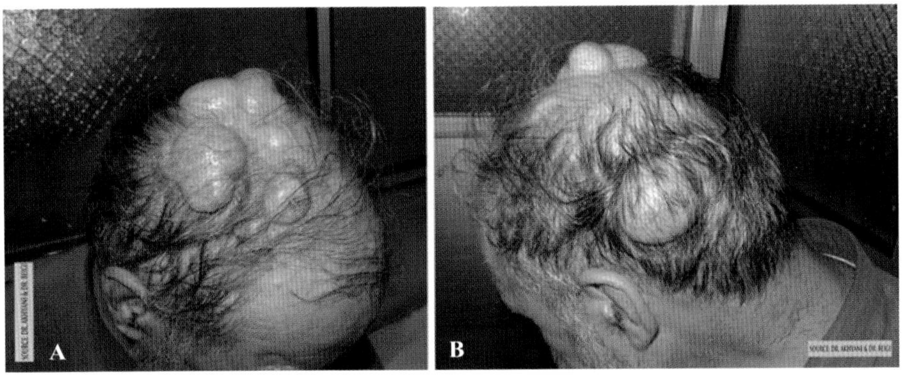

▲ **图 18-10 柱状瘤患者**
A. 顶部视图；B. 后外侧视图

病例 11

该患者也是一个有趣的病例，表现为急性低频感音神经性听力损失（acute low-frequency sensorineural hearing loss，ALHL）（图 18-11）。

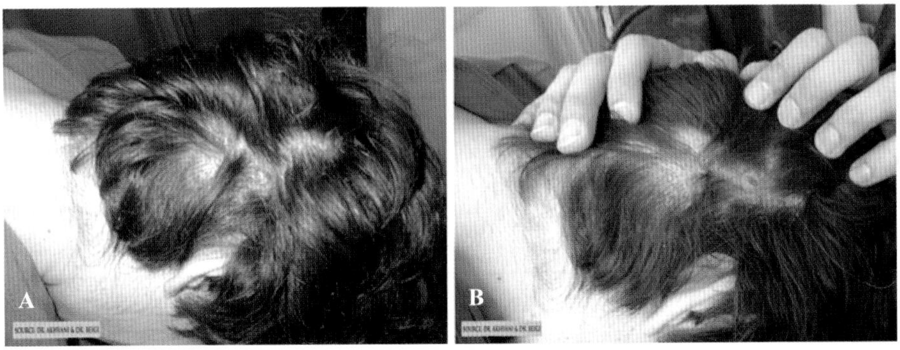

▲ **图 18-11 急性低频感音神经性听力损失（ALHL）患者**
A. 后视图；B. 后视图

病例 12

患者，女性，52 岁，表现为前额纤维性脱发，需与斑秃相鉴别（图 18–12A 和 B）。

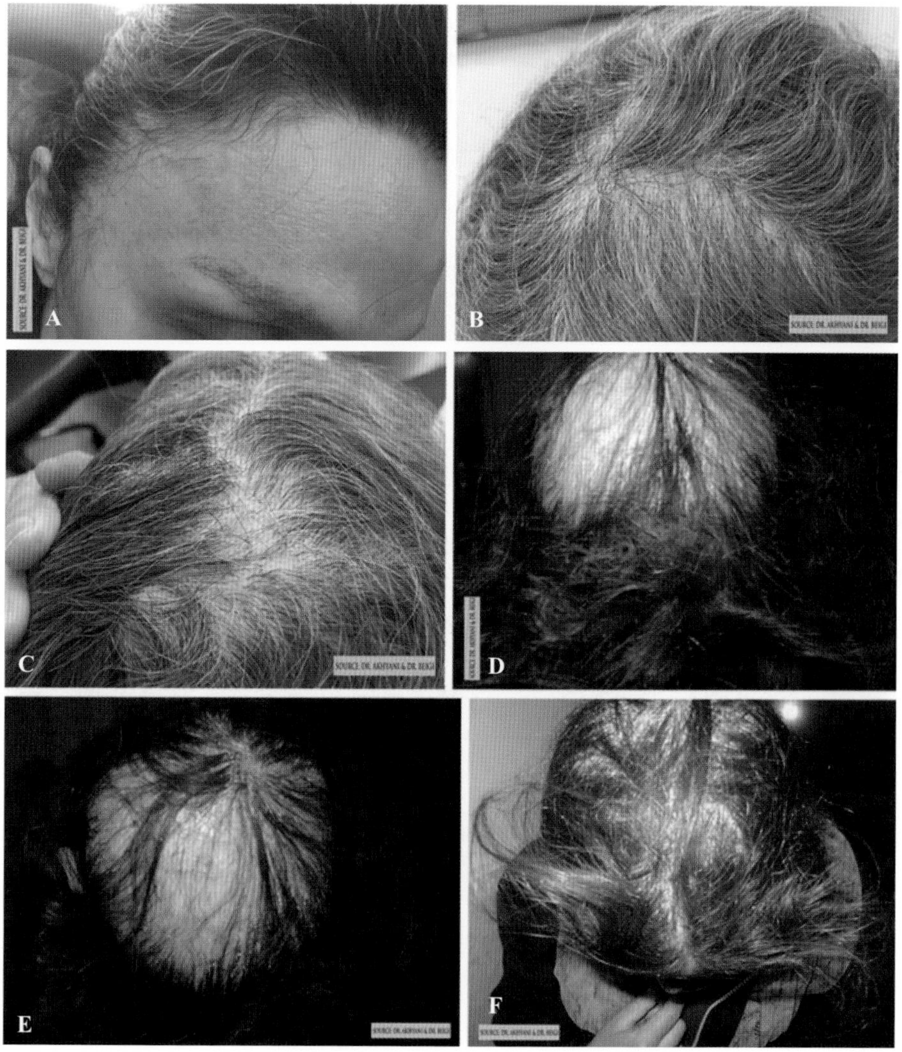

▲ 图 18–12　前额纤维性脱发患者

A. 前视图；B. 顶部视图。该患者同时伴有毛发扁平苔藓：C 至 F. 顶部视图该患者照片显示还有毛发扁平苔藓，也需要与斑秃相鉴别（图 18-12C 至 F）。

病例 13

患者诊断为银屑病（图 18-13）。

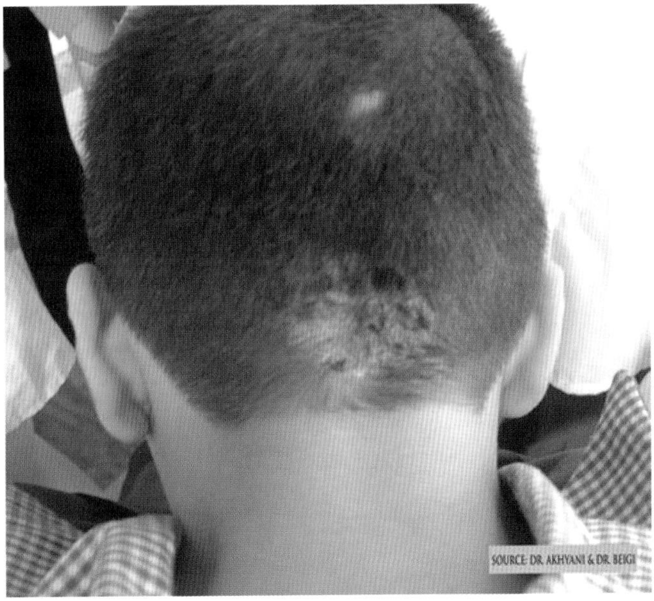

▲ **图 18-13**　病例 13 银屑病患者的后视图

病例 14

患者诊断为银屑病（图 18-14）。

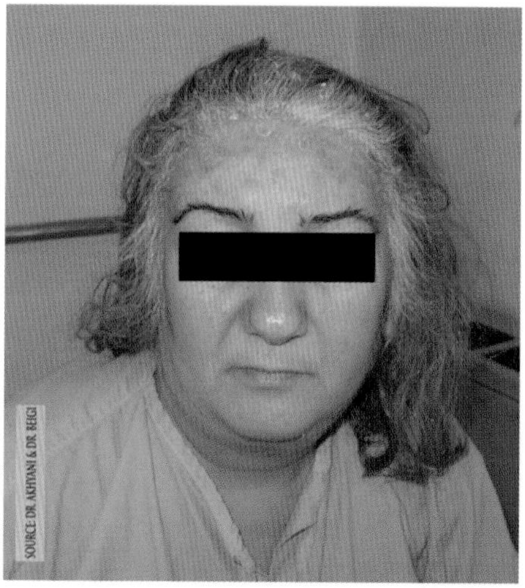

▲ 图 18-14　病例 14 银屑病患者的前视图

病例 15

患者为 2 岁半男性幼儿，头发和体毛减少，但无家族史，诊断为羊毛状发，需与斑秃相鉴别（图 18-15）。

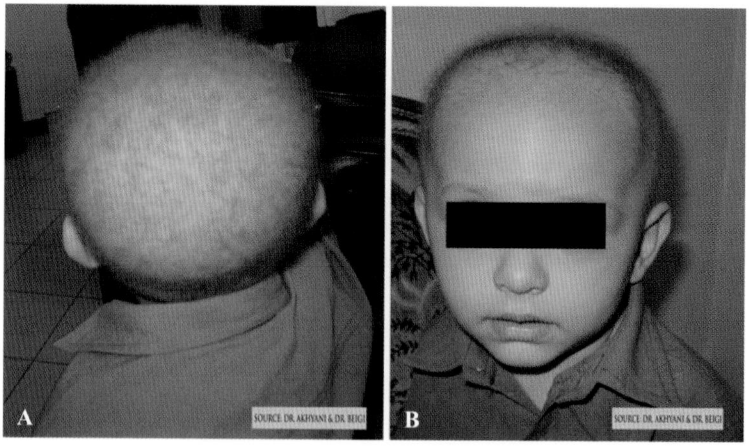

▲ 图 18-15　病例 15 羊毛状发患者

A. 后视图；B. 前视图

病例 16

2 例患者为兄弟，因脱发来就诊，均诊断为羊毛状发，需与斑秃相鉴别（图 18–16）。

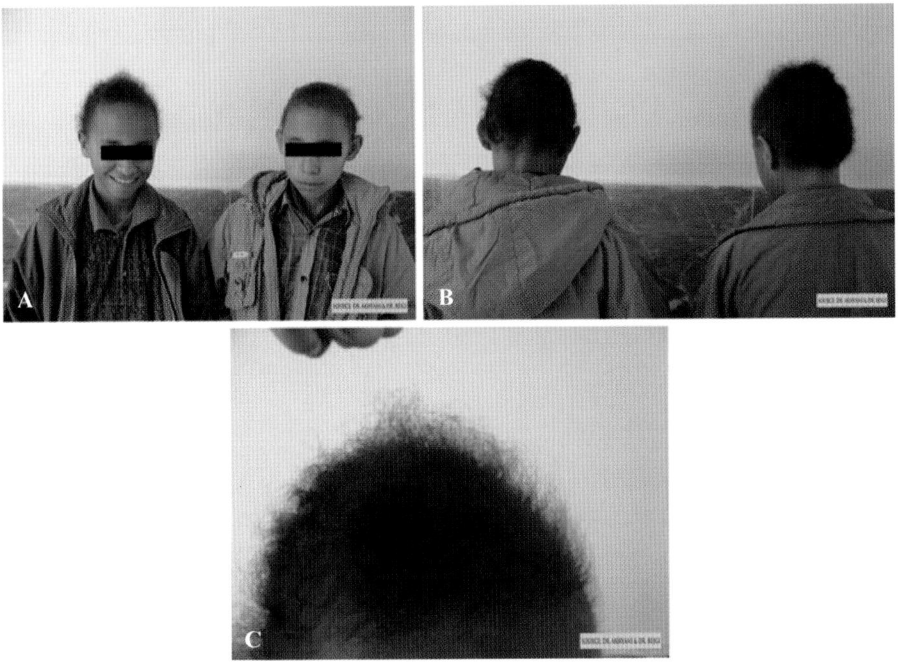

▲ **图 18–16　病例 16 羊毛状发患者**

A. 前视图；B. 后视图；C. 顶部视图

病例 17

患者诊断为拔毛癖，需与斑秃相鉴别（图 18–17）。

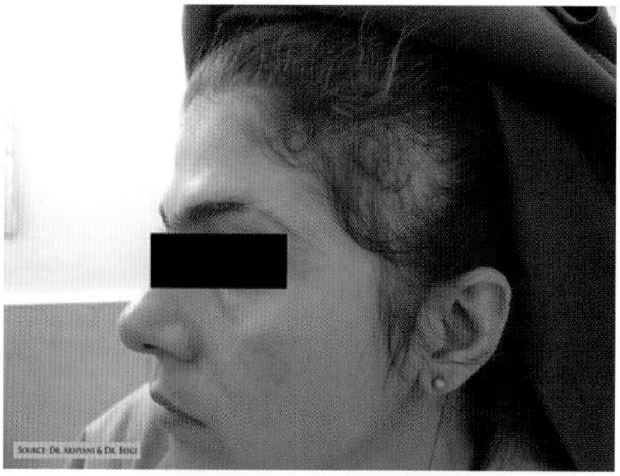

▲ 图 **18-17**　拔毛癖患者的左侧视图

病例 18

患者表现为典型的斑秃（图 18-18）。

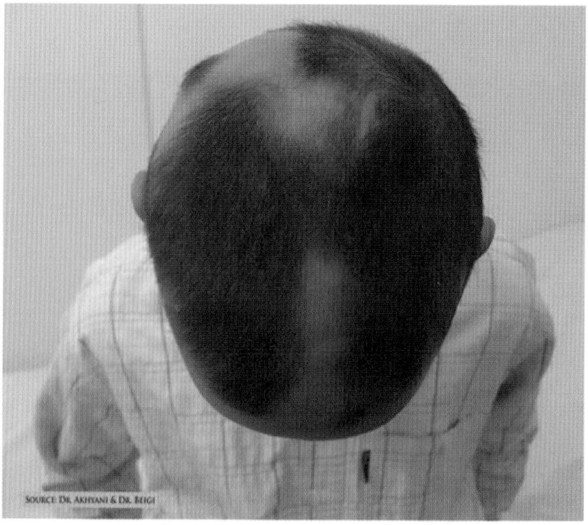

▲ 图 **18-18**　病例 **18** 斑秃患者的顶部视图

病例 19

患者，男性，17 岁，诊断为斑片状斑秃，脱发面积为 60%。患者采用 DPCP 治疗，浓度分别为 0.001%、0.01% 和 0.1%，浓度每 2 周增加 1 次，后续应用 0.1% 浓度治疗 5 个月，脱发区中可见白发生长（图 18-19）。

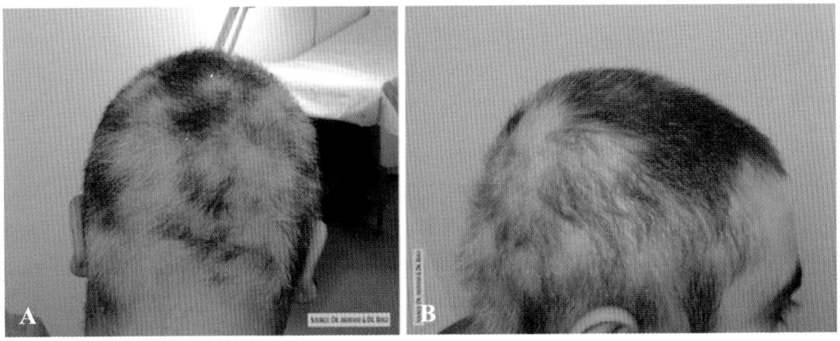

▲ **图 18-19　病例 19 斑片状斑秃患者治疗 5 个月后**

A. 后视图；B. 右侧视图

病例 20

患者诊断为斑秃，经治疗 4 个月后黑色头发完全再生（图 18-20）。

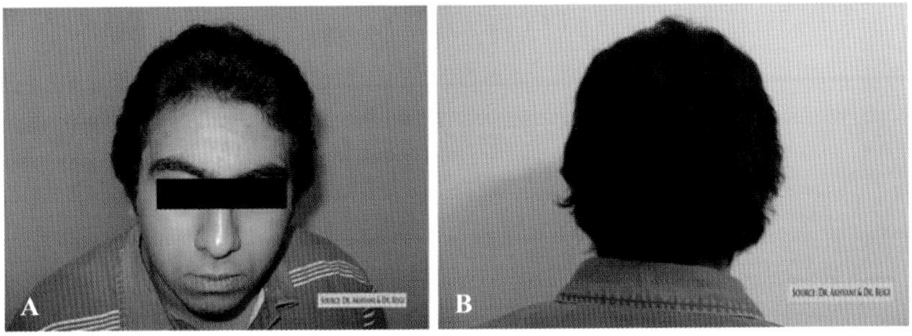

▲ **图 18-20　病例 20 斑秃患者治疗 4 个月后**

A. 前视图；B. 后视图

病例 21

患者诊断为斑秃（图 18–21）。

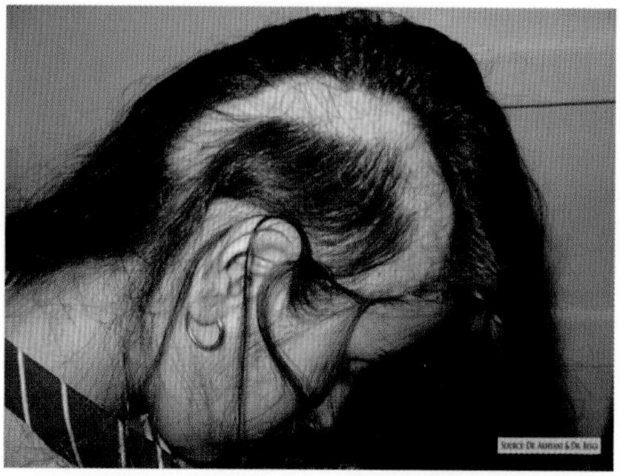

▲ 图 **18–21**　病例 **21** 斑秃患者的右侧视图

病例 22

患者诊断为斑秃，采用 DPCP 治疗，发生了前额色素沉着（图 18–22）。

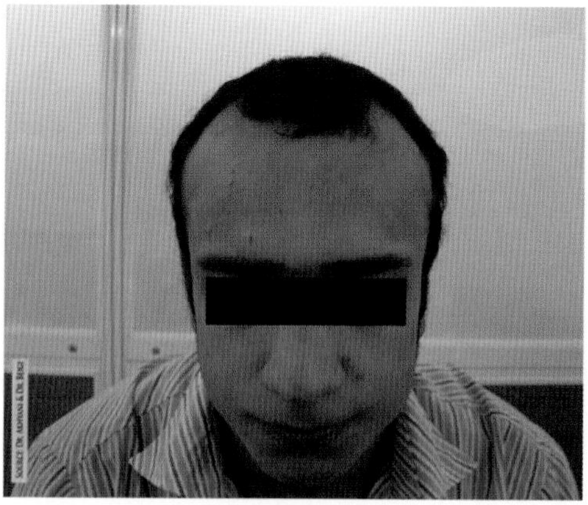

▲ 图 **18–22**　病例 **22** 斑秃患者 **DPCP** 治疗后的前视图

病例 23

患者，女性，18 岁，患有普秃，接受了 DPCP 治疗，但因头皮出现白癜风而停止治疗（图 18–23）。

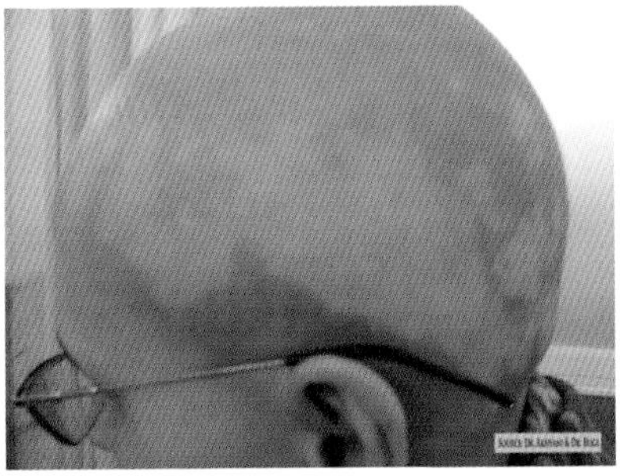

▲ **图 18–23** 普秃患者的左侧视图，**DPCP** 治疗后出现头皮白癜风

病例 24

患者诊断为前额纤维性脱发，需与斑秃鉴别（图 18–24）。

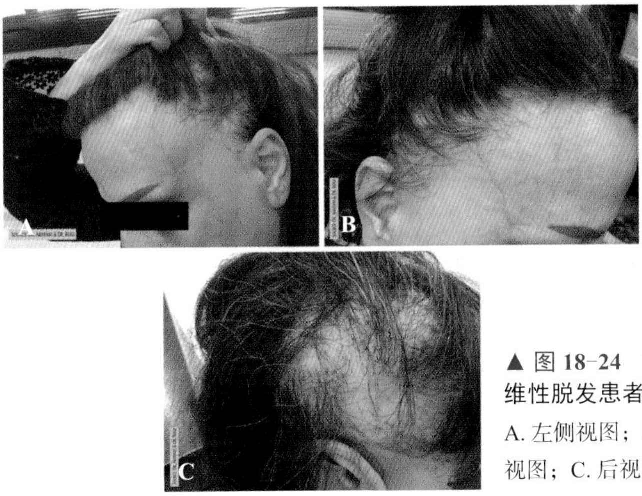

▲ **图 18–24** 前额纤维性脱发患者

A. 左侧视图；B. 右侧视图；C. 后视图

病例 25

患者诊断为斑秃（图 18–25）。

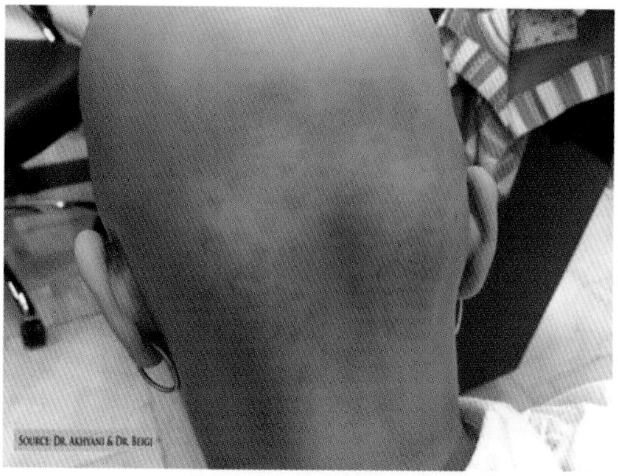

▲ 图 18–25　病例 25 斑秃患者的后视图

病例 26

患者为 12 岁儿童，因精神压力致斑片状脱发 3 个月后就诊，经外用糖皮质激素和 2% 米诺地尔治疗数个月后，毛发逐渐再生（图 18–26）。

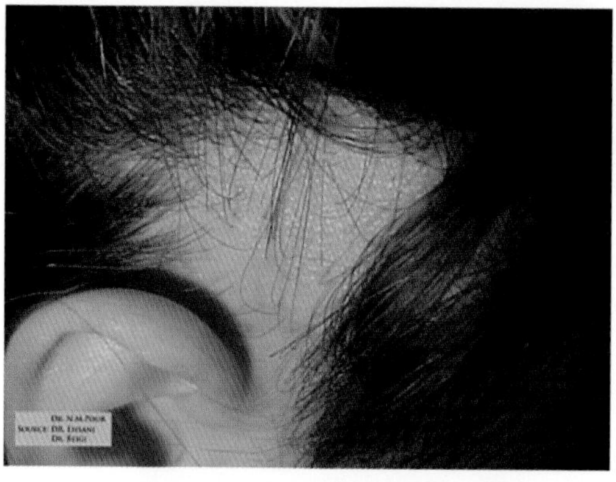

▲ 图 18–26　斑片状脱发患者的右侧视图

病例 27

患者，男性，25 岁，自 15 岁起出现大斑片状脱发，经治疗后头发可再生，有时也可自发缓解，但脱发反复发作数次。患者应用浓度为 0.001%DPCP 治疗，治疗 4 个月后观察到毛发再生（图 18–27）。

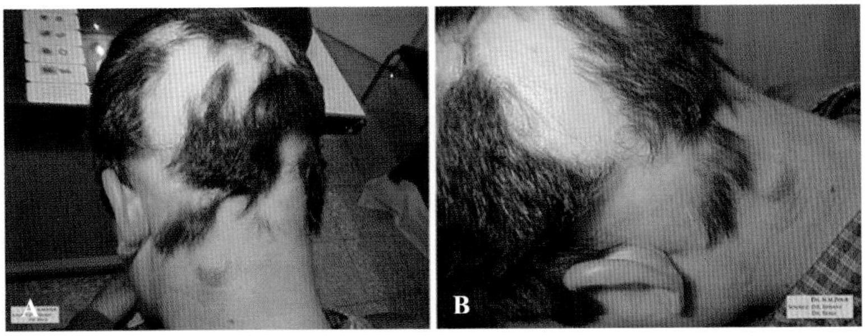

▲ 图 18–27　患者 DPCP 治疗 4 个月后

A. 后视图；B. 后外侧视图

病例 28

患者，男性，22 岁，斑片状脱发 5 个月就诊。既往前无治疗史，此次予以外用糖皮质激素制剂和米诺地尔溶液治疗（图 18–28）。

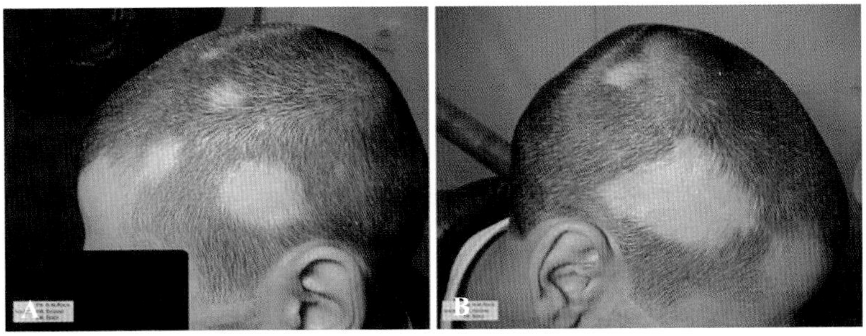

▲ 图 18–28　患者外用糖皮质激素和米诺地尔治疗后

A. 左侧视图；B. 右侧视图

病例 29

患者，10 岁，诊断为普秃，予以 DPCP 治疗（图 18–29A 至 C）。

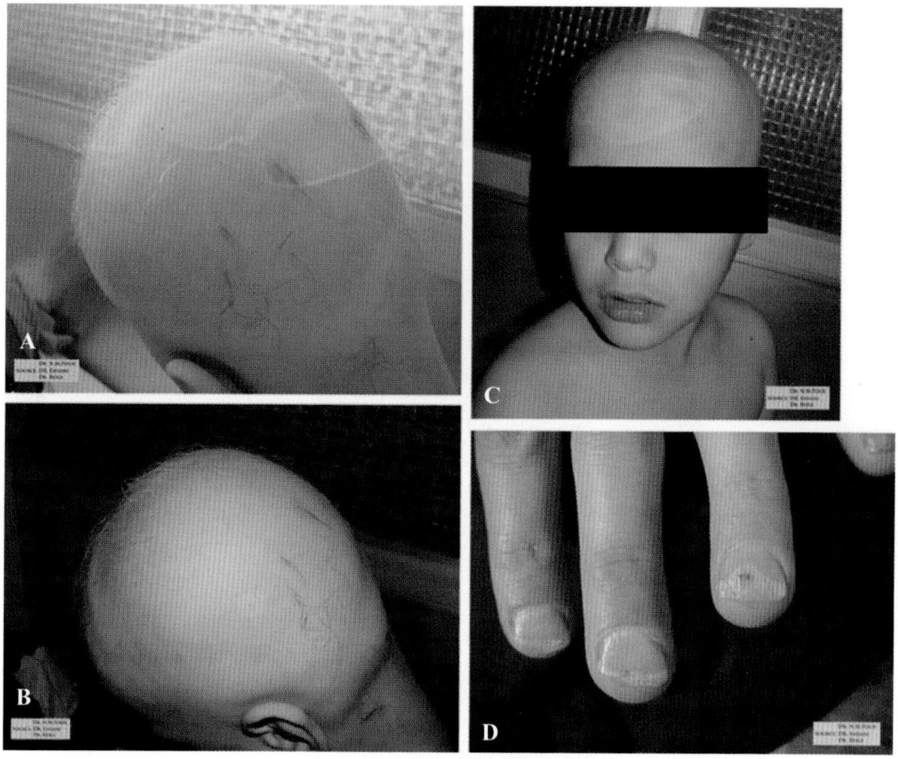

▲ 图 18–29　普秃患者

A. 后视图；B. 后视图；C. 前视图；D. 指甲改变

病例 30

患者，女性，35 岁，诊断为全秃 2 年。既往多种治疗包括 DPCP 治疗效果均欠佳，同时伴有结节性甲状腺肿大和明显甲改变（图 18–30）。

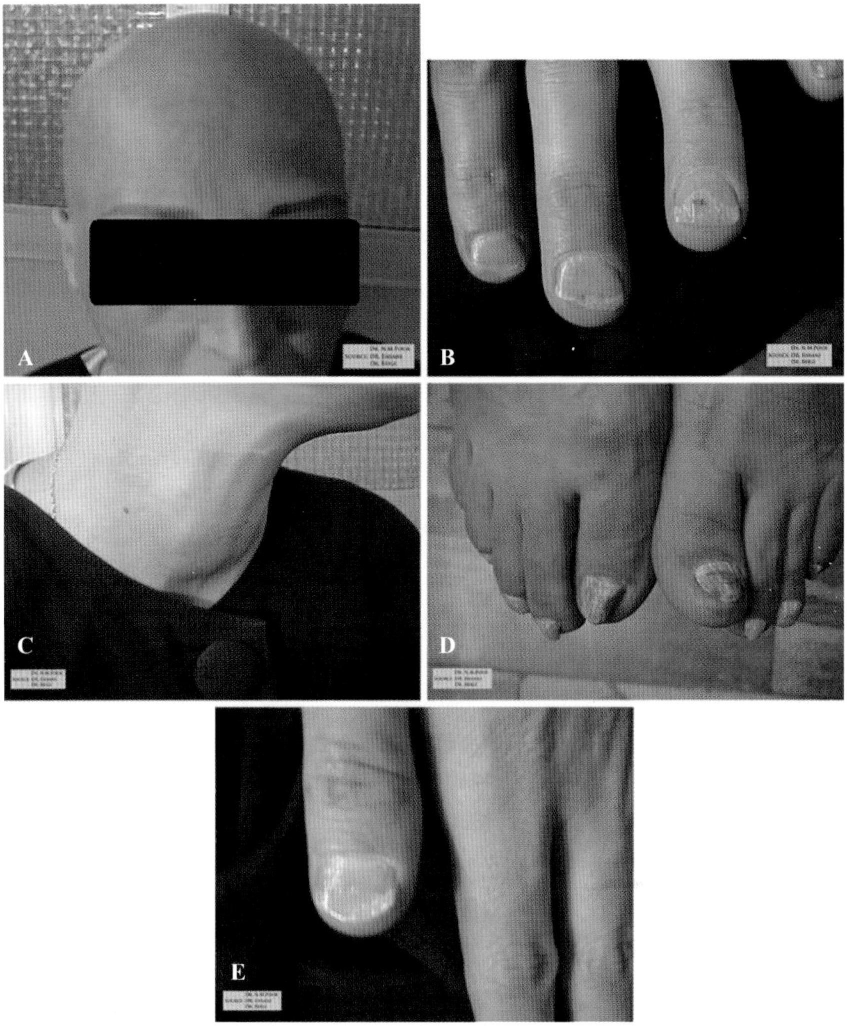

▲ 图 18-30　全秃患者

A. 前视图；B. 指甲改变；C. 右侧视图；D. 趾甲改变；E. 指甲改变

病例 31

患者，女性，40 岁，斑秃伴白癜风。数年前确诊为白癜风，4 年前发生全秃（图 18-31）。

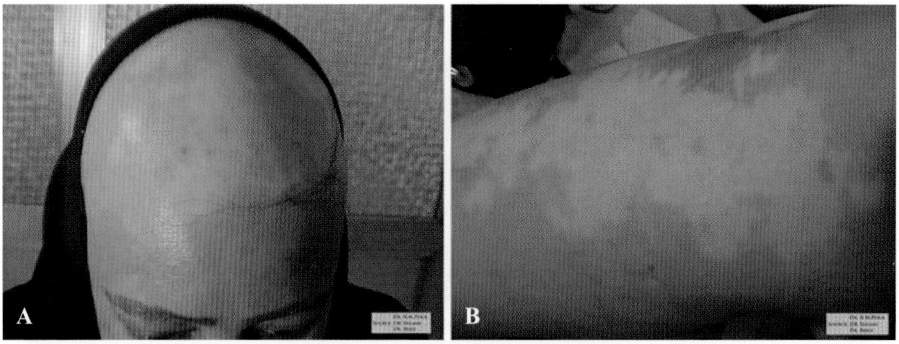

▲ 图 18-31　斑秃患者的前视图

（胡瑞铭　盛友渔　译）